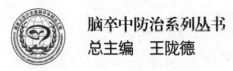

脑卒中防治系列丛书

总主编 王陇德

脑卒中专科护理
Stroke Specialist Care
第 2 版

U0199503

主　编　蔡卫新　常　红
副主编　杨　莘　梁建姝
编　委（以姓氏笔画为序）

王　军　　王晓娟　　邓永梅　　冯英璞

阮　征　　李慧娟　　杨　莘　　杨　蓉

武美茹　　金　奕　　赵　洁　　胡秀兰

袁巧玲　　唐　静　　曹闻亚　　常　红

梁建姝　　蔡卫新　　颜秀丽　　薄　琳

人民卫生出版社
·北 京·

图书在版编目（CIP）数据

脑卒中专科护理 / 蔡卫新，常红主编 . —2 版 . —北京：人民卫生出版社，2021.8

（脑卒中防治系列丛书）

ISBN 978-7-117-31876-1

Ⅰ.①脑…　Ⅱ.①蔡…②常…　Ⅲ.①脑血管疾病 —护理　Ⅳ.①R473.54

中国版本图书馆 CIP 数据核字（2021）第 155280 号

人卫智网	www.ipmph.com	医学教育、学术、考试、健康，购书智慧智能综合服务平台
人卫官网	www.pmph.com	人卫官方资讯发布平台

脑卒中防治系列丛书
脑卒中专科护理
Naocuzhong Fangzhi Xilie Congshu
Naocuzhong Zhuanke Huli
第 2 版

主　　编：蔡卫新　常　红
出版发行：人民卫生出版社（中继线 010-59780011）
地　　址：北京市朝阳区潘家园南里 19 号
邮　　编：100021
E - mail：pmph @ pmph.com
购书热线：010-59787592　010-59787584　010-65264830
印　　刷：廊坊一二〇六印刷厂
经　　销：新华书店
开　　本：850×1168　1/32　印张：8
字　　数：153 千字
版　　次：2016 年 4 月第 1 版　2021 年 8 月第 2 版
印　　次：2021 年 9 月第 1 次印刷
标准书号：ISBN 978-7-117-31876-1
定　　价：38.00 元

《脑卒中防治系列丛书》

编　　委

总主编　王陇德

编写专家委员会　（以姓氏笔画为序）

马　林	王　硕	王　强	王拥军	毛　颖
白玉龙	邢英琦	华　扬	刘建民	刘晓丹
许东升	李　强	李明子	杨　莘	杨鹏飞
沈　英	宋为群	张　辉	张永巍	张鸿祺
陆建平	陈　敏	岳　伟	周生来	单春雷
胡昔权	胡瑞萍	施海彬	娄　昕	顾宇翔
徐　运	常　红	崔丽英	康德智	梁建姝
彭　亚	惠品晶	焦力群	曾进胜	游　潮
蒲传强	蔡卫新	樊东升		

出版说明

心脑血管疾病等慢性非传染性疾病严重危害民众健康，特别是脑卒中，是我国居民致残、致死的首要原因，给居民家庭和社会带来沉重负担。为应对脑卒中防治的严峻形势，国家卫生健康委于2009年启动脑卒中防治工程，组织各级卫生健康行政部门、疾控机构、医疗机构等共同开展脑卒中防治工作，建立了覆盖全国的脑卒中防治体系，为我国心脑血管病防治工作开展了大量有益探索。

为推进各级医疗机构脑卒中防治工作的规范化，国家卫生健康委脑卒中防治工程委员会办公室（后简称"办公室"）组织专家充分借鉴国际先进经验，结合我国医疗机构对脑血管病的医疗实践，组织编写了《脑卒中防治系列丛书》，该系列丛书于2016年正式出版，得到广大医务工作者的欢迎。2020年，办公室根据国内外相关指南的更新及临床工作发展需要，再次组织专家对《脑卒中防治系列丛书》进行修订。

修订后的丛书有如下特点：

1. 丛书分册设置按照脑卒中各相关专业构成和业务能力发展的要求作了调整。本版丛书分为《脑卒中外科治疗》《脑卒中内科治疗》《脑卒中介入治疗》《脑卒中影像学评估》《脑卒中健康管理》《脑卒中血管超声》《脑卒中康复治疗》《脑卒中专科护理》8 本。

2. 丛书内容的学术水平进一步提升。全套丛书均由来自全国大型综合三级甲等医院的知名专家和临床一线的中青年优秀专家直接参与编写工作。

3. 丛书内容的权威性进一步增强。参考文献来源于国内外各相关专业委员会制定的指南、规范、路径和教材。

4. 丛书内容在保持先进性的同时，更侧重于临床适用，利于脑卒中防治规范化培训工作的开展。

丛书除适合于各级医院脑卒中相关临床工作者阅读之外，还适合综合性医院临床型研究生规范化培训使用。希望本套丛书的出版为提高我国脑卒中防治的综合能力、遏制脑血管疾病的高发态势、维护广大人民群众的健康权益做出应有的贡献。

由于编纂时间仓促，丛书中难免有疏漏之处，敬请广大读者不吝赐教，提出宝贵意见。

国家卫生健康委脑卒中防治工程委员会办公室
2020 年 11 月 10 日

防治卒中

健康中国

题赠国家卫生计生委

脑卒中防治工程

陈竺 二〇一五年四月二十八日

前　言

脑卒中具有发病率高、致死率高、致残率高、复发率高的特点，是严重危害我国国民健康的重大慢性非传染性疾病之一。自 2005 年以来，脑卒中一直是我国国民第一位疾病死亡原因，也是我国 60 岁以上人群肢体残疾的首要原因。我国每年新发脑卒中患者达 350 余万人，给患者家庭及社会造成了巨大负担。

自 2009 年国家启动脑卒中防治工程至今，始终秉承"关口前移、重心下沉，提高素养、宣教先行，学科合作、规范诊治，高危筛查、目标干预"的防治策略开展防治工作。各级卫生健康行政部门认真组织，医疗机构和广大专家学者积极参与，以脑卒中筛查与防治基地医院和卒中中心建设为抓手，在推进区域脑卒中急救体系建设、推行多学科协作、推广脑卒中防治适宜技术、提升脑卒中筛查与干预质量及探索慢性病防治模式等方面取得了一定成效，搭建了全国统一的中国脑血管病数据库，基本建立了涵盖"防、治、管、康"一体化的脑卒中防治工作体系。

广大医务人员是脑卒中防治的中坚力量，树立科学的防治理念和具备过硬的技术能力直接关系到脑卒中防治水平的提升。为此，国家卫生健康委脑卒中防治工程委员会于 2016 年组织国内脑卒中防治领域知名专家编写出版了《脑卒中防治系列丛书》。丛书为推动全国脑卒中防治适宜技术规范化培训工作的广泛开展提供了科学权威的指导。

近年来，随着全国脑卒中防治工作的持续深入开展，特别是《脑卒中综合防治工作方案》《医院卒中中心建设与管理指导原则（试行）》及《关于进一步加强脑卒中诊疗管理相关工作的通知》等一系列政策文件的相继发布，为我国脑卒中防治工作确定了新标准、提出了新要求。2019 年，国家卫生健康委脑卒中防治工程委员会邀请徐运、蒲传强、崔丽英、康德智、张鸿祺、刘建民、缪中荣、单春雷、宋为群、娄昕、马林、李明子、华扬、蔡卫新、常红等专家，结合国内外医学最新进展，以及全国 400 余家脑卒中筛查与防治基地医院和卒中中心的实践经验，对《脑卒中防治系列丛书》进行修订再版，调整为脑卒中内科治疗、外科治疗、介入治疗、康复治疗、影像学评估、健康管理、血管超声和专科护理共 8 个专业分册，旨在推广科学、规范的工作模式和方法，指导各医疗机构和广大医务人员规范开展脑卒中防治工作，提升全国各地脑卒中诊治"同质化"水平。

本次修订再版得到了国内数十位脑卒中防治领域知名专家和学者的积极参与和大力支持。在此我谨代表国家卫生健康委脑卒中防治工程委员会对参与本书编写的各位专家表示衷心的感谢。当然，在丛书付梓之际仍难免存在一些不足，也希望国内脑卒中防治领域的专家和医务工作者们对本书不足之处提出宝贵的意见和建议。希望在我们的共同努力下，将此系列丛书打造为全国脑卒中防治工作的权威用书，指导我国脑卒中防治工作规范、有序的开展。

2020 年 11 月 20 日

目　录

第一章　脑卒中基本知识 ……………………………… 1

第一节　概述 ………………………………………… 1

一、脑部血流供应 …………………………… 2

二、脑部血流的生理调节因素 ……………… 5

第二节　短暂性脑缺血发作 ………………………… 7

一、概念 ……………………………………… 7

二、病因 ……………………………………… 8

三、辅助检查 ………………………………… 8

四、诊断要点 ………………………………… 9

五、治疗原则 ………………………………… 9

六、药物治疗 ………………………………… 9

七、介入及外科手术治疗 …………………… 10

第三节　脑梗死 ……………………………………… 10

一、概念 ……………………………………… 10

二、病因 ……………………………………… 11

三、辅助检查 ………………………………… 12

四、诊断要点 ………………………………… 13

五、治疗原则 ………………………………… 13

第四节　脑出血 ……………………………………… 15

一、概念 ………………………………………………… 15

二、病因 ………………………………………………… 15

三、辅助检查 …………………………………………… 16

四、诊断要点 …………………………………………… 16

五、治疗原则 …………………………………………… 16

第五节　蛛网膜下腔出血 ……………………………… 17

一、概念 ………………………………………………… 17

二、病因 ………………………………………………… 18

三、辅助检查 …………………………………………… 18

四、诊断要点 …………………………………………… 19

五、治疗原则 …………………………………………… 20

第二章　脑卒中护理规范 ……………………………… 21

第一节　卒中中心 ……………………………………… 21

一、卒中中心建设 ……………………………………… 21

二、卒中中心管理 ……………………………………… 22

三、卒中中心专业化标准 ……………………………… 23

四、卒中中心区域化发展 ……………………………… 24

第二节　脑卒中基础监测技术 ………………………… 27

一、体温监测 …………………………………………… 27

二、脉搏监测 …………………………………………… 29

三、呼吸监测 …………………………………………… 30

四、血压监测 …………………………………………… 32

五、瞳孔观察 …………………………………………… 34

六、意识评估 …………………………………………… 36

七、血糖监测 …………………………………………… 40

八、压力性损伤风险评估 ……………………………… 42

九、日常生活活动能力 ·················46
十、脑卒中严重程度的评估 ·················49
第三节 脑卒中加强监测技术 ·················56
一、颅内压监测与护理 ·················56
二、癫痫监测与护理 ·················62
三、肺部感染监测与护理 ·················64
四、机械通气技术 ·················68
五、深静脉血栓的监测与护理 ·················74
六、营养状态的评估和肠内营养支持技术 ·················79
第四节 卒中中心标准化护理 ·················91
一、短暂性脑缺血发作的评估与护理 ·················91
二、缺血性脑卒中的评估与护理 ·················93
三、出血性脑卒中的评估与护理 ·················94
四、脑卒中患者运动障碍的评估与护理 ·················97
五、脑卒中患者感觉障碍的评估与护理 ·················100
六、脑卒中患者言语障碍的评估与护理 ·················102
七、脑卒中患者吞咽障碍的评估与护理 ·················104
八、脑卒中患者排泄障碍的评估与护理 ·················111
九、脑卒中患者生活自理能力的评估与护理 ·················116
十、脑卒中患者心理的评估与护理 ·················118
十一、脑卒中患者安全风险的评估与护理 ·················127
十二、家庭配合及自我照顾训练原则 ·················131
第五节 脑卒中介入治疗及手术治疗护理配合 ·················136
一、脑血管造影术 ·················136
二、支架置入术:脑动脉支架置入术 ·················139
三、静脉溶栓 ·················142

四、静脉溶栓桥接机械取栓治疗 ……………148

五、颅内动脉瘤介入治疗的护理 ……………150

六、去骨瓣减压术 ……………………………152

七、颅内血肿清除术 …………………………153

八、动脉瘤夹闭术 ……………………………154

第三章　脑卒中标准化健康教育 ……………159

第一节　脑卒中高危人群一级预防教育 ………159

一、脑卒中危险因素的识别 …………………159

二、脑卒中早期症状的识别 …………………161

三、脑卒中风险的评估 ………………………163

四、脑卒中的院前急救护理 …………………165

第二节　脑卒中病房健康教育 …………………169

一、评估 ………………………………………169

二、健康教育内容 ……………………………169

三、有针对性的健康教育计划 ………………171

第三节　脑卒中预防复发的行为干预 …………178

一、脑卒中患者及其照顾者的依从性及
　　知识水平评估 ……………………………178

二、认知行为干预方法 ………………………179

三、个体化健康行为推荐执行方案 …………183

第四节　脑卒中患者常用药物及用药指导 ……189

一、抗血小板药物 ……………………………189

二、抗凝药物 …………………………………192

三、降压药物 …………………………………194

四、降脂药物 …………………………………197

第五节　社会心理指南 …………………………198

一、社会心理支持与脑卒中后抑郁护理 ·············198
二、家庭康复教育 ······································207
第六节 脑卒中患者生活能力的重建 ·················212
一、生活能力的评估 ·································212
二、生活能力的重建 ·································215

第一章

脑卒中基本知识

第一节 概 述

脑卒中是全球范围内导致人类死亡的第二大病因和成人致残的主要原因。《中国脑卒中防治报告(2019)》显示,我国是世界上脑卒中疾病负担最重的国家,其年龄标准化的脑卒中发病率、患病率和死亡率分别约为379/(10万人·年)、1 470/(10万人·年)(缺血性脑卒中)、309/(10万人·年)(出血性脑卒中)和149/(10万人·年)。我国脑卒中发病率、患病率和复发率处于持续上升阶段,且呈现逐渐年轻化的趋势。我国40~74岁人群首次脑卒中标准化发病率(按照我国2010年人口年龄和性别构成进行标准化)平均每年增长8.3%。≥40岁人群的脑卒中人口标化患病率由2012年的1.89%上升至2018年的2.32%,≥40岁居民脑卒中现患人数约为1 318万,每年约有194万人因脑卒中死亡。2016年发表在 *The Lancet* 上的来自32个国家的脑卒中危险因素研究(an international, multicentre, case-control study, designed to establish theassociation of traditional and emerging risk factors with stroke（and primary stroke subtypes）in countries of high，middle，and low income，INTERSTROKE）结果显示，全球 90.7% 的脑卒中与高血压、糖尿病、血脂异常、心脏疾病、吸烟、酒精摄入、不健康饮食、腹型肥胖、体力活动不足和心理因素 10 项可纠正的危险因素相关。对于我国人群，该 10 项危险因素可解释高达 94.3% 的脑卒中发生，分别解释 95.2% 的缺血性脑卒中发生和 90.7% 的出血性脑卒中发生。这提示脑卒中是可以预防的，而脑卒中一级预防也是降低脑卒中发病率的根本措施。因此，如果我们现在付诸实践的话，每年将会有约 196 万人避免因脑卒中而死亡。

一、脑部血流供应

（一）脑的动脉系统

脑部血流由颈内动脉和椎 - 基底动脉两个系统供应。两者间由大脑动脉环（也称威利斯环，Willis circle）连通（图 1-1）。

1. **颈内动脉系统**　颈内动脉起自颈总动脉，垂直上升至颅底，穿颞骨岩部经颈动脉管抵岩骨尖，通过破裂孔入颅内，穿硬脑膜经海绵窦，依次分出分支主要供应眼部、额叶、颞叶、顶叶和基底核等大脑半球前 3/5 的血流，故又称前循环（图 1-2）。

2. **椎 - 基底动脉系统**　由椎动脉和基底动脉构成。椎动脉起自锁骨下动脉，穿第 6 至第 1 颈椎横突孔，经枕骨大孔入颅腔，行至延髓脑桥交界处，左、右椎动脉汇合成一条基底动脉（图 1-3）。椎 - 基底动脉系统主要供

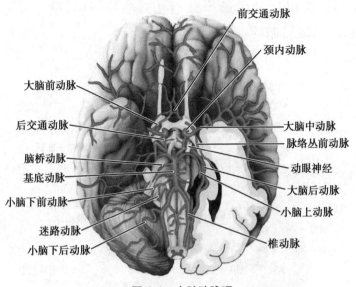

前交通动脉

颈内动脉

大脑前动脉

后交通动脉

大脑中动脉

脉络丛前动脉

脑桥动脉

动眼神经

基底动脉

大脑后动脉

小脑下前动脉

小脑上动脉

迷路动脉

椎动脉

小脑下后动脉

图 1-1　大脑动脉环

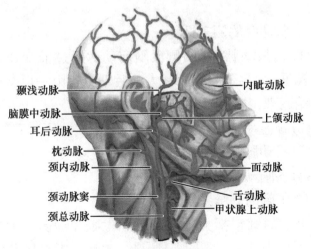

颞浅动脉

内眦动脉

脑膜中动脉

上颌动脉

耳后动脉

枕动脉

颈内动脉

面动脉

颈动脉窦

舌动脉

颈总动脉

甲状腺上动脉

图 1-2　颈内动脉系统

应顶枕沟以后的大脑半球后 2/5、部分间脑、脑干及小脑,故又称后循环。

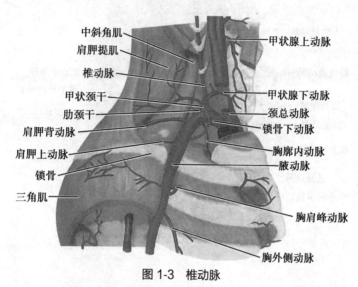

中斜角肌
肩胛提肌
椎动脉
甲状颈干
肋颈干
肩胛背动脉
肩胛上动脉
锁骨
三角肌

甲状腺上动脉
甲状腺下动脉
颈总动脉
锁骨下动脉
胸廓内动脉
腋动脉
胸肩峰动脉
胸外侧动脉

图 1-3 椎动脉

3. 脑动脉的侧支循环

(1)大脑动脉环:两侧大脑前动脉通过前交通动脉互相沟通,两侧颈内动脉和大脑后动脉各由一后交通动脉联结起来,共同组成大脑动脉环。

(2)颈内动脉与颈外动脉之间的侧支循环。

(3)椎动脉与颈外动脉之间的侧支吻合。

(4)各脑动脉末梢分支间的吻合。

(二) 脑的静脉系统

脑的静脉包括大脑浅静脉和大脑深静脉。大脑浅静脉可分为三组,即大脑上静脉、大脑浅中静脉和大脑下静脉,它们收集大脑半球的静脉血液后汇入脑各静脉窦(图1-4)。重要的大脑深静脉有大脑内静脉、基底静脉和大脑大静脉,主要引流大脑半球深部结构、脑室脉络丛和间脑的静脉血(图1-5)。深、浅两组静脉的血液最后经乙状窦由颈内静脉出颅,回流至右心房。颅内主要静脉窦有海绵窦、上矢状窦、下矢状窦、岩上窦、岩下窦、直窦、横窦和乙状窦。

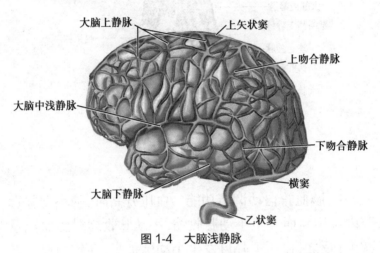

图1-4　大脑浅静脉

二、脑部血流的生理调节因素

脑组织几乎没有能源储备,需要血液循环连续不断地供应氧和葡萄糖,而且利用脂肪酸和蛋白质的能力非常有限。保持大脑血流的稳定是维持正常脑功能的关键。脑血流与脑动脉的灌注压力成正比,而灌注压力又与脑血管的舒张及收缩状态密切相关。这种血管的舒张及收缩主要由以下形式调节。

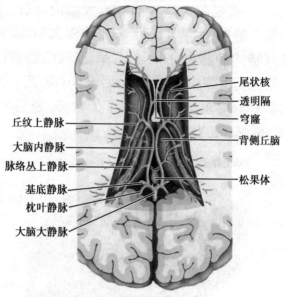

尾状核
透明隔
穹窿
背侧丘脑
松果体

丘纹上静脉
大脑内静脉
脉络丛上静脉
基底静脉
枕叶静脉
大脑大静脉

图 1-5　大脑深静脉

1. **脑血管自动调节功能**　血压升高时,脑小动脉管腔内压增高而发生小动脉收缩,小动脉收缩时脑血流量减少;反之,血压下降可发生小动脉扩张,导致脑血流量增加。平均动脉压在 60~150mmHg 时,自动调节可使脑血流量始终稳定在正常水平,超出这一界限则使脑血管自动调节功能失常,导致脑部血流供应障碍。

2. **化学调节**　二氧化碳是较强的血管扩张物质,与氧对血管的调节作用相反,当血液中二氧化碳分压增高、氧分压降低时脑血流量增加,反之亦然。

3. **神经调节**　交感神经兴奋可引起动脉收缩,副交感神经兴奋可引起动脉舒张。

4. **代谢调节**　局部脑组织的血流受神经元代谢水

平的调节。

5. **血液黏稠度** 脑血管阻力还与血液黏稠度有关。

（蔡卫新）

参 考 文 献

[1] LOZANO R, NAGHAVI M, FOREMAN K, et al. Global and regional mortality from 235 causes of death for 20 age groups in 1990 and 2010: a systematic analysis for the Global Burden of Disease Study 2010 [J]. Lancet, 2012, 380 (9859): 2095-2128.

[2] WANG W, JIANG B, SUN H, et al. Prevalence, Incidence, and Mortality of Stroke in China: Results from a Nationwide Population-Based Survey of 480 687 Adults [J]. Circulation, 2017, 135 (8): 759-771.

[3] 中国脑卒中防治报告编写组 . 我国脑卒中防治仍面临巨大挑战——《中国脑卒中防治报告 2018》概要 [J]. 中国循环杂志 , 2019, 34 (2): 105-119.

[4] O'DONNELL M J, CHIN S L, RANGARAJAN S, et al. Global and regional effects of potentially modifiable risk factors associated with acute stroke in 32 countries (INTERSTROKE): a case-control study [J]. Lancet, 2016, 388 (10046): 761-775.

[5] ALGRA A, WERMER M J. Stroke in 2016: Stroke is treatable, but prevention is the key [J]. Nat Rev Neurol, 2017, 13 (2): 78-79.

第二节 短暂性脑缺血发作

一、概念

短暂性脑缺血发作（transient ischemic attacks，TIA）是指颈内动脉系统或椎 - 基底动脉系统发生短暂性血液供应不足，引起脑或视网膜局灶性缺血所导致的突发性、短暂性、可逆性神经功能障碍。

二、病因

1. **微栓塞**　动脉粥样硬化是引起 TIA 最主要的原因之一。主动脉弓、颈总动脉和颅内大血管动脉粥样硬化斑块脱落,随血流流入脑中,阻塞远端血管引起临床症状。

2. **血流动力学改变**　在各种原因引起的颈部或颅内动脉狭窄的基础上,当出现低血压或血压波动时,发生 TIA 症状。

3. **血液成分改变**　各种原因所致的血液高凝状态均可引起 TIA。

4. **其他**　颅内动脉炎、脑盗血综合征、脑血管痉挛或受压等。

三、辅助检查

1. 血生化检查、血液成分或血液流变学检查等。

2. 应用 CT 血管造影(CT angiography,CTA)、磁共振血管成像(MR angiography,MRA)、血管超声可发现重要的颅内外血管病变。

3. 心电图及超声心动图判断有无心源性栓子。

4. CT 和 MRI 检查多数无阳性发现,MRI 弥散加权成像(diffusion weighted imaging,DWI)有助于发现新发梗死灶。

四、诊断要点

TIA 的诊断主要依靠病史。

1. 颈内动脉系统的 TIA 多表现为单眼(同侧)或大脑半球症状。视觉症状表现为一过性黑矇、复视、视野中有黑点,或有时眼前有阴影摇晃,光线减少。大脑半球症状多为一侧面部或肢体的无力或麻木,可以出现言语困难(失语)和认知及行为功能的改变。

2. 椎 - 基底动脉系统的 TIA 通常表现为眩晕、头晕、构音障碍、跌倒发作、共济失调、异常的眼球运动、复视、交叉性运动或感觉障碍、偏盲或双侧视力丧失。椎 - 基底动脉缺血的患者可能有短暂的眩晕发作,但需同时伴有其他神经系统症状或体征时方可诊断。较少会出现晕厥、头痛、二便失禁、嗜睡、记忆缺失或癫痫等症状。

五、治疗原则

1. 针对 TIA 的病因及危险因素进行治疗,消除微栓子来源和血流动力学障碍。

2. 防治反复发作及预防脑梗死。

3. 保护脑组织,防治 TIA 后灌注损伤。

六、药物治疗

1. 抗血小板聚集药物治疗。

2. 抗凝治疗。

3. 血管扩张药物和扩容药物治疗。

4. 其他,如中医中药治疗等。

七、介入及外科手术治疗

1. 经皮血管成形术。

2. 颈动脉内支架置入术及颅内血管支架成形术。

3. 外科手术治疗,如颈动脉内膜剥脱术、颅内血管搭桥术。

(梁建姝)

参 考 文 献

［1］吴江,贾建平.神经病学 [M].3 版.北京:人民卫生出版社,2017: 176-179.

［2］国家卫生计生委脑卒中防治工程委员会.中国短暂性脑缺血发作早期诊治指南规范 [M/OL](2016)[2021-07-08]. https://www.sqys. com/ uploads/soft/160509/1_1705347911. pdf.

［3］短暂性脑缺血发作中国专家共识组.短暂性脑缺血发作与轻型卒中抗血小板治疗中国专家共识 (2014 年)[J]. 中华医学杂志,2014 94 (27): 2092-2096.

［4］中国卒中学会.中国脑血管病临床管理指南 [M].北京:人民卫生出版社,2019: 153.

第三节　脑 梗 死

一、概念

脑梗死(cerebral infarction)又称缺血性脑卒中,是指因脑部血液循环障碍,缺血、缺氧所致的局限性脑组织缺血性坏死或软化。

二、病因

脑梗死的病因目前主要采用 TOAST 方法进行分类。

1. **大动脉血管粥样硬化来源** 大脑动脉环或大动脉分支血管的狭窄或闭塞。

2. **心源性栓塞来源** 是由来源于心脏或游走到心脏的栓子造成的,心源性栓塞的来源根据其发生脑梗死的风险程度可以分为中度风险和高度风险(表 1-1)。

表 1-1 心源性栓塞来源

中度风险	高度风险
人工瓣膜脱垂、人工瓣膜钙化、非心房颤动引起的人工瓣膜狭窄、生物心脏瓣膜	机械性心脏瓣膜
房间隔动脉瘤、房间隔缺损或室间隔缺损	心房黏液瘤
左心房湍流	扩张型心肌病、病态窦房结综合征
心房扑动、心房颤动	心房颤动、心房颤动导致的二尖瓣狭窄
非细菌性血栓性心内膜炎	感染性心内膜炎
充血性心力衰竭	下肢动脉栓塞
心肌炎(>4 周,<6 个月)	新近发生的心肌炎(<4 周)

3. **小血管来源** 脑梗死发生在组成大脑动脉环的大动脉下的小动脉,这些血管不能被 CTA 所捕捉,通常发生在有高血压、糖尿病、吸烟和高脂血症病史的人群中。

4. **其他原因** 种族或不常见的原因,如高凝状态、静脉栓塞、动脉夹层（创伤史）、不常见的栓子来源（气体、寄生虫、脂肪等）。

5. 不明原因 扩展病理机制而不能明确发生原因的脑梗死。

三、辅助检查

1. 血液化验及心电图、胸部 X 线、经食管超声检查 血液化验项目包括血糖、肾功能、电解质、含血小板计数的血常规、含国际标准化比值（international normalized ratio，INR）的凝血功能、心肌缺血标志物等。给予患者心电图检查；怀疑有主动脉夹层者可以进行胸部 X 线检查；经食管超声能反映是否存在左心耳血栓和卵圆孔未闭。这些检查有利于发现脑梗死的危险因素。

2. 头颅 CT CT 平扫是一种成本 - 效益最佳的影像学方法，可以帮助排除颅内出血以进一步指导抗栓治疗。在脑梗死的超早期阶段（发病 3 小时内），头颅 CT 可以发现一些轻微的改变，如大脑中动脉高密度征、皮质边缘（尤其是岛叶）及豆状核区灰白质分界不清楚、脑沟消失等。这些改变提示梗死灶较大，预后较差，选择溶栓治疗应慎重。脑梗死发病后 2 周左右，头颅 CT 可出现"模糊效应"。

3. 头颅 MRI 脑梗死发病数小时后，头颅 MRI 即可显示 T_1 低信号、T_2 高信号的病变区域。功能性 MRI〔如弥散加权成像（diffusion weighted imaging，DWI）和灌注加权成像（perfusion weighted imaging，PWI）〕，比CT 对梗死灶更敏感，特别是后颅窝病灶。功能性 MRI

可在发病后数分钟内检测到缺血性改变,为超早期溶栓治疗提供了科学依据。

4. 经颅多普勒超声　经颅多普勒超声(transcranial Doppler,TCD)可发现颅内大动脉狭窄、闭塞,评估侧支循环的情况,进行微栓子监测,在血管造影前评估脑血液循环状况。

5. 颈动脉超声　可对颈部动脉和椎-基底动脉的颅外段进行检查,显示动脉粥样硬化斑块、血管狭窄及闭塞。

6. 颅内外血管成像　数字减影血管造影(digital subtraction angiography,DSA)、CTA、MRA 可以显示脑部大动脉的狭窄、闭塞和其他血管病变。了解颅内外血管的解剖及是否存在夹层、狭窄或闭塞等病变,有利于评估血管内治疗风险及指导治疗方案的制定。

四、诊断要点

1. 发病年龄多在 50~70 岁。
2. 具有动脉粥样硬化、高血压、糖尿病史等危险因素。
3. 安静下起病或睡眠时出现症状。
4. 症状在几小时或几天内逐渐加重。
5. 神经系统局灶体征明显,重者出现不同程度的意识障碍。
6. CT 扫描显示低密度灶(发病 24~48 小时)。
7. MRI 检查显示异常信号(发病 4 小时后)。

五、治疗原则

1. 一般治疗及对症治疗　保持呼吸道通畅,气道功能严重障碍患者应给予气道支持,合并低氧血症患者应给予吸氧。监测和控制血压、血糖,吞咽困难患者给予鼻饲饮食,预防脑水肿、颅内压增高、上消化道出血、电解质紊乱、癫痫、深静脉血栓和肺栓塞等。

2. **再灌注治疗**　根据急性缺血性脑卒中患者的发病时间、病变部位、疾病严重程度等选择相应的再灌注治疗方式,如静脉溶栓、机械取栓。

3. **抗血小板治疗**　使用抗血小板药物控制脑梗死危险因素,目前阿司匹林是世界范围内应用最广泛的抗血小板药物。

4. **抗凝治疗**　对于心源性栓塞导致的脑梗死患者除积极治疗心脏原发病外,还应根据情况启动抗凝治疗预防脑梗死再发。

5. **扩容治疗**　对于低血压或脑血流低灌注的患者可考虑扩容治疗,但应注意可能会加重脑水肿、心功能衰竭等并发症。

6. **出血转化的治疗**　出血转化是急性脑梗死后缺血区血管重新恢复血流灌注导致的出血,症状性出血转化时应停用抗栓或溶栓治疗。

7. **外科或介入治疗**　开颅减压术、脑室引流、颈动脉内膜切除术、颅内外血管成形术及血管内支架置入等。

8. **康复治疗**　应早期开展康复治疗。康复治疗的目标是减轻脑梗死引起的功能障碍和改善功能,预防并发症,提高患者的生活质量。

(邓永梅)

参 考 文 献

［1］中国卒中学会. 中国脑血管病临床管理指南 [M]. 北京：人民卫生出版社, 2019: 153-284.

［2］POWERS W J, RABINSTEIN A A, ACKERSON T, et al. 2018 Guidelines for the Early Management of Patients With Acute Ischemic Stroke: A Guideline for Healthcare Professionals From the American Heart Association/American Stroke Association [J]. Stroke, 2018, 49 (3): e46-e110.

［3］中华医学会神经病学分会, 中华医学会神经病学分会脑血管病学组. 中国急性脑梗死后出血转化诊治共识 2019 [J]. 中华神经科杂志, 2019, 52 (4): 252-265.

［4］中华医学会神经病学分会, 中华医学会神经病学分会脑血管病学组. 中国急性缺血性脑卒中诊治指南 2018 [J]. 中华神经科杂志, 2018, 51 (9): 666-682.

第四节 脑 出 血

一、概念

脑出血（intracerebral hemorrhage）又称自发性脑出血或出血性脑卒中，是指非外伤引起的成人脑部大、小动静脉和毛细血管自发性破裂所致的脑实质出血。

二、病因

引起脑出血最常见的病因为高血压合并细、小动脉硬化。其他病因还包括脑动脉畸形、动脉瘤、止血和凝血功能障碍、梗死后的出血转化、脑淀粉样血管病（cerebral amyloid angiopathy，CAA）、烟雾病（moyamoya disease）、脑动脉炎、抗凝或溶栓治疗等，肥胖、食盐摄入过量、吸烟、酗酒及过度疲劳也是脑出血的促发因素。

三、辅助检查

1. **头颅 CT** 可准确迅速显示脑出血的量、部位、是否破入脑室或蛛网膜下腔等情况。

2. **头颅 MRI** 标准 MRI 在检查慢性出血、血管畸形、肿瘤及血管瘤病变等方面优于 CT,但幕上检出率低于 CT。

3. **脑血管检查** 常用方法包括 DSA、CTA 和 MRA。DSA 可清晰显示脑血管各级分支及动脉瘤的位置、大小、形态和分布。CTA 出现的"斑点征"可识别出早期血肿扩大的患者。

四、诊断要点

1. 存在高血压或其他颅内、外脑出血危险因素。

2. 突发且迅速进展的全脑症状,如头痛、呕吐、脑膜刺激征等。

3. 局限性神经功能缺损表现,如失语、偏瘫、偏身感觉障碍等。

4. CT 显示颅内有出血征象。

五、治疗原则

(一)内科治疗

1. **一般处理** 监测患者生命体征,嘱其卧床休息 2~4 周,避免情绪激动和血压升高。保持呼吸道通畅,必要时给予氧疗,确保患者营养素摄入量,必要时给予鼻饲喂养。

2. 减轻脑水肿、降低颅内压,防止脑疝形成。

3. 调控血压,防止再出血风险的发生。

4. 局部低温治疗是一种新型的辅助治疗方法,可减轻脑水肿,降低脑氧耗,促进神经功能的恢复,改善预后。

5. **并发症防治**　注意识别肺部感染、上消化道出血及水、电解质紊乱等并发症,应积极对症治疗。

(二)外科治疗

外科治疗包括去骨瓣减压术、小骨窗开颅血肿清除术、钻孔血肿抽吸术、脑室穿刺引流术等,目的是清除血肿、降低颅内压、挽救生命。

(杨 蓉)

参 考 文 献

[1] 中华医学会神经外科学分会 . 自发性脑出血诊断治疗多学科专家共识 2015 [J]. 中华急诊医学杂志 , 2015, 12 (24): 1321-1325.

[2] Huge M. Stroke: causes and clinical features [J]. Medicine, 2016, 44 (9): 515-520.

[3] 中华医学会神经病学分会脑血管病学组 . 中国脑出血诊治指南 2014 [J]. 中华神经科杂志 , 2015, 48 (6): 435-443.

[4] YI X, MEIYING L, LIUMIN W, et al. Human albumin attenuates excessive innate immunity via inhibition of microglial Mincle/Syk signaling in subarachnoid hemorrhage [J]. Brain Behav Immun, 2017 (60): 346-360.

第五节　蛛网膜下腔出血

一、概念

蛛网膜下腔出血(subarachnoid hemorrhage, SAH)是指脑底部或脑表面血管破裂后,血液流入蛛网膜下腔引起相应临床症状的一种脑卒中。

二、病因

自发性 SAH 的病因主要是动脉瘤,占全部病因的 85% 左右,其他病因包括中脑周围非动脉瘤性出血、血管畸形、硬脑膜动 - 静脉瘘、凝血功能障碍、吸食可卡因和垂体脑卒中等。

三、辅助检查

(一)头颅 CT

CT 是诊断 SAH 的首选检查方法,在 SAH 发病后的 12 小时内,CT 的敏感度可高达 98%~100%。CT 可发现脑池和脑沟内高密度影,有时脑室也有高密度出血影。但在出血 10 天后或出血量较少时,可呈现阴性结果。

(二)头颅 MRI

头颅 MRI 是确诊 SAH 的主要辅助诊断技术。SAH 急性期时头颅 MRI 不易显示病变;亚急性期 T_1 加权像上蛛网膜下腔呈高信号;当发病后 1~2 周,CT 不能提供 SAH 的诊断证据时,MRI 可作为诊断 SAH 和了解破裂动脉瘤部位的一种重要方法。

(三)腰椎穿刺脑脊液检查

CT 检查已确诊者,腰椎穿刺脑脊液检查不作为常规检查。但如果出血量少或距起病时间较长,CT 检查无阳性发现,临床又怀疑为 SAH,且病情允许时,需行腰椎穿刺脑脊液检查。发病 12 小时,腰椎穿刺时脑脊液压力一般均增高,脑脊液多呈均匀一致血性;发病 1 周后,脑脊液变黄,显微镜下可见大量皱缩红细胞,并可见吞噬了血红蛋白或含铁血黄素的巨噬细胞。

(四) 脑血管影像学检查

1. DSA 是明确 SAH 的病因及诊断颅内动脉瘤的"金标准"。首次 DSA 阴性的患者占 20%~25%,1 周后复查 DSA,有 1%~2% 的患者可发现之前未发现的动脉瘤。

2. CTA 和 MRA 是无创性的脑血管显影方法,但敏感性和准确性不如 DSA。主要用于有动脉瘤家族史或有动脉瘤破裂先兆者的筛查,动脉瘤患者的随访,以及急性期不能耐受 DSA 检查的患者。

(五) 经颅多普勒超声

经颅多普勒超声可动态检测颅内主要动脉流速、发现脑血管痉挛倾向和痉挛程度。但因 10% 的患者没有合适的骨窗且其准确性极大地依赖于操作者的技术水平,故其结果可靠性有限。

四、诊断要点

1. 突然剧烈头痛伴恶心、呕吐,脑膜刺激征阳性及头颅 CT 扫描显示脑沟、脑池、脑裂高密度影等,可作为诊断 SAH 的依据。

2. 如果头颅 CT 未发现异常或没有条件进行 CT 检查时,腰椎穿刺发现脑脊液呈均匀一致血性、压力增高,眼底玻璃体后出血等,可为 SAH 的确定诊断提供依据。

3. 确定 SAH 诊断后,应进一步进行病因诊断,例如脑血管造影、MRI 及血液检查,以便进行病因治疗。

五、治疗原则

1. **一般处理及对症治疗** 监测生命体征和神经系统体征变化,保持气道通畅,维持稳定的呼吸、循环系统功能。安静卧床休息,避免情绪激动和用力(如咳嗽或用力大便),保持大便通畅。静脉补液,维持水、电解质平衡。必要时可使用镇静药物。高热、血糖异常、癫痫发作等给予对症处理。

2. **降低颅内压** 使用脱水药物降低颅内压,适当限制液体入量。

3. **防止再出血** 安静休息,监测并调控血压,酌情使用抗纤溶药物,确定存在手术指征时可选择外科手术或介入治疗。

4. **防治脑血管痉挛** 维持正常血容量和血压,早期使用钙通道阻滞剂,早期行外科手术或介入治疗。

5. **防治脑积水** 药物治疗、脑室穿刺脑脊液外引流术、脑脊液分流术。

(邓永梅)

参 考 文 献

[1] 吴江,贾建平. 神经病学 [M]. 3 版. 北京:人民卫生出版社,2015,196-201. 、

[2] 中华医学会神经病学分会,中华医学会神经病学分会脑血管病学组. 中国蛛网膜下腔出血诊治指南 2015 [J]. 中华神经科杂志,2016,49 (3): 182-191.

第二章

脑卒中护理规范

第一节 卒中中心

卒中中心是整合神经内科、神经外科、神经介入科、急诊科、重症监护科、康复科、护理部门、医技科室等医疗资源,实现对脑卒中特别是急性期脑卒中进行高效、规范救治的相对独立的诊疗单元,是脑卒中救治的质量控制和组织管理模式。中国的卒中中心建设既不是以神经科为主体的卒中单元的扩大版,更不是神经内、外科与相关学科简单机械地"物理拼凑",而是在医院政策支持和院领导行政协调下,将全院脑血管病相关优质医疗资源整合,建立起一个包含急性期救治、早期康复、二级预防、随访宣教等功能于一体的相对独立的学科联合体系,通过多学科的密切协作,实现院前与院内的无缝对接,打破院内各学科的壁垒,优化脑卒中救治流程,真正意义上实现体系内各部门、各专业的"化学融合"。

一、卒中中心建设

2016 年,国家卫生健康委脑卒中防治工程委员会

（以下简称"国家脑防委"）提出在我国开展卒中中心建设的规划，即建立以示范高级卒中中心为指导单位，区域三级医院高级卒中中心为主力，带动二级医院示范防治卒中中心和防治卒中中心共同发展，形成分级救治与区域协同并举的卒中救治网络。各级卒中中心，区域内协作医联体单位与当地的医疗急救部门（如120急救系统等）进行紧密合作，依托绿色通道登记、远程卒中、卒中大数据云平台等信息化手段，建立区域卒中救治网，充分发挥技术优势，节约医疗资源，提高诊疗效益，提倡卒中中心和胸痛中心建立共用的绿色通道，开展心脑血管急重症联合救治的"两心一路"战略，逐步形成包含组织结构、技术规范、工作流程、管理考评、质量评价等的一整套科学化卒中中心组织管理体系。

二、卒中中心管理

卒中中心是"一把手工程"，行政主导的科学化组织管理和多学科协作是其管理的精髓，是推动我国卒中中心体系建设持续深入发展的核心源动力。

1. **行政化管理** 根据国家卫生和计划生育委员会印发的《医院卒中中心建设与管理指导原则（试行）》（国卫办医函〔2016〕1235号）文件要求，中国卒中中心建设分为四级。包括示范高级卒中中心、高级卒中中心、综合防治卒中中心和防治卒中中心。各级医疗机构根据《医院卒中中心建设与管理指导原则（试行）》的建设标准，可自愿申报成为相应级别的卒中中心。国家脑防委联合各省(区、市)卫生健康委脑卒中防治工作委员会、相关专业专家成立中国卒中中心管理指导委员会负责对卒中中心申报进行评审、认证与质量评价,并开展区域内高级卒中中心及防治卒中中心的建设工作。

2. **组织化管理** 《中国脑卒中防治报告(2016)》中推荐过三种卒中中心组织管理模式,关键在于优化流程和协调各学组高效运行,强调在医院政策支持和院领导行政管理的协调下,打破专业壁垒,实现多学科融合。组织管理的具体措施包括:从急诊开始派驻脑血管病中心的多学科脑卒中急救团队,直接参与诊断和收治脑卒中患者等工作,根据患者病情及时与中心内各相关专业学组协同救治,各学组间有严格的诊疗流程与分配原则,定期开展质量控制考核以实现持续优化的提升。

三、卒中中心专业化标准

1. **核心技术的提供** 卒中中心核心技术具体体现在规范化专业技术,高效化诊疗流程,标准化数据上报,以及多学科诊疗(multidisciplinary team,MDT)综合评估,协作制度,科研产出,疗效评估,随访宣教等方面。有关专业技术规范的详细内容可参阅国家卫生健康委脑卒中防治工程委员会组织编写的《脑卒中防治系列丛书》其他分册及《中国脑卒中防治指导规范》等资料。

2. **完善的质量控制体系** 卒中中心质量控制的

主要目的是为了建立高效、规范的卒中急救体系,优化诊疗流程,指导疗效评估和持续改进卒中中心的服务质量。质量控制体系的完善是卒中中心专业化标准的更高要求。随着认识的发展,卒中中心的质量评价标准在不断演变,在借鉴国外先进经验的同时,结合到我国脑血管病的实际情况,探索和总结自身的发展规律。从无到有,从有效率到高效率,再到绩效激励、提高标准,循序渐进。国家脑防委会定期根据各地卒中中心单位直报的静脉溶栓术、血管内再通术、颈动脉内膜切除术、颈动脉支架置入术等数据,以及患者入院-溶栓时间(door-to-needle time,DNT)、科研与培训能力、地区差异等,按月对卒中中心进行综合和单项技术排名并在中国卒中中心官方网站上公布。以首都医科大学宣武医院高级卒中中心为例,通过绿色通道的精细化时间达标管理,院前 120 急救系统与院内 MDT 团队共同参与的联合质量控制例会制度,神经内、外科学组间交叉查房等专业化管理,卒中中心的整体建设取得了显著成效,DNT 大大缩短,患者救治效率得到明显提升。

四、卒中中心区域化发展

(一)区域协作网络的构建

充分发挥脑卒中防治基地医院和卒中救治医疗单位的优势资源,整合全国上、中、下游专科医疗资源,构建国家级、省级、市级三级卒中专病救治中心,以及基于县、乡、村三级专病防治健康管理初级保健网络联系的脑卒中医联体模式,同时通过对患者进行规范化的急性期救治、三级预防、健康管理,达到脑卒中防控的目的。

(二) 建设信息共享平台

基于卒中中心建设标准,"以患者为中心",利用先进的互联网 + 信息技术,建立院前 - 院中一体化无缝衔接、高效有序的脑卒中急救信息工作平台,探索脑卒中急救数据库建设。

1. 建立脑卒中绿色通道信息管理系统,通过从院前急救、预检分诊挂号、脑卒中接诊、溶栓治疗、介入治疗到患者转归的时间节点和诊疗过程的跟踪记录,实现全流程信息化质量控制(图 2-1)。绿色通道信息管理系统包括院前急救、数据采集、专科评分、病例共享、时点质量控制等多种功能(图 2-2),为医院精细化管理质量控制提供数据支持,优化急诊救治流程,实现脑卒中抢救"即时性、准确性和高效性"的要求。

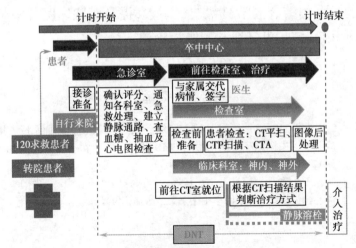

图 2-1　脑卒中绿色通道信息管理系统

DNT:入院至静脉溶栓时间。

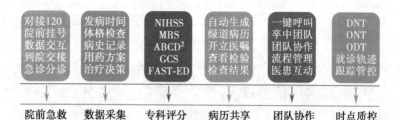

对接120 院前挂号 数据交互 到院交接 急诊分诊	发病时间 体格检查 病史记录 用药方案 治疗决策	NIHSS MRS ABCD² GCS FAST-ED	自动生成 绿道病历 开立医嘱 查看检验 检查结果	一键呼叫 卒中团队 团队协作 流程管理 医患互动	DNT ONT ODT 就诊轨迹 跟踪管控
院前急救	数据采集	专科评分	病历共享	团队协作	时点质控

图 2-2 脑卒中绿色通道信息管理系统的主要功能

NIHSS：美国国立卫生研究院卒中量表；MRS：改良 Rankin 量表；ABCD²：ABCD² 评分量表（用于判定短暂性脑缺血发作患者预后常用的评分量表）；GCS：格拉斯哥昏迷评分法；FAST-ED：卒中现场评估分诊量表；DNT：入院至静脉溶栓时间；ONT：发病至静脉溶栓时间；ODT：发病至入院时间。

2. 整合医疗信息化资源，加强医联体内医院信息化网络建设，加快基层医疗卫生管理信息系统建设，努力实现医疗服务、公共卫生、应急救治、健康档案、基本医保、药品使用等信息互联互通，通过远程会诊、培训、线上线下相结合的学科帮扶等手段，提升医联体医院医师的专业能力，更好地利用医疗资源。

（梁建姝）

参 考 文 献

［1］《中国脑卒中防治报告 2018》编写组 . 我国脑卒中防治仍面临巨大挑战——《中国脑卒中防治报告 2018》概要 [J]. 中国循环杂志 , 2019, 34 (2): 105-119.

［2］国家卫生和计划生育委员会神经内科医疗质量控制中心 . 中国卒中中心建设指南 [J]. 中国卒中杂志 , 2015,(6): 499-507.

第二节　脑卒中基础监测技术

一、体温监测

体温是影响脑卒中患者预后的主要因素之一,脑卒中患者发热的发生率高达 50%,发热与不良临床结局相关。体温监测包括体表体温监测和核心体温监测。体表体温监测方式首选腋温监测,核心体温监测方式首选膀胱或直肠温度监测。

(一) 目的

1. 测量、记录患者体温,判断有无异常情况。

2. 监测体温变化,分析热型及伴随症状。

(二) 异常表现

1. **体温升高**　常见于继发感染、下丘脑或脑干受损(因影响体温调节中枢功能而引起的中枢性发热,临床特点为持续高热而无寒战,四肢不热、不出汗)、严重的高颈髓段病变(因躯干和肢体的汗腺分泌、散热功能受到损害引起的发热),体温升高还可由躁动或抽搐引起。

2. **体温下降或不升**　为呼吸循环衰竭、下丘脑严重病变或临终的表现。

(三) 操作步骤

1. **评估患者**

(1)询问、了解患者的病情、年龄、性别、意识状态、自理能力、合作程度、体温基础值及治疗情况。

(2)评估测量部位肢体及皮肤的情况。

(3)选择患者适宜的测温方法。

(4)告知患者测量体温的目的、方法,指导患者配合。

2. 操作要点

(1)操作护士洗手,戴口罩。

(2)检查体温计是否完好,将水银柱甩至35℃以下。

(3)测腋温前应擦干腋下汗液,将体温计水银端放于患者健侧腋窝深处并贴紧皮肤,曲臂过胸夹紧,测量时间为10分钟,测温过程中应防止体温计脱落。

(4)测肛温时应先润滑肛温计水银端,后轻轻插入肛门3~4cm,测量时间为3分钟,测量后为患者擦净肛门。

(5)读取数值时手勿触碰体温计的水银端,以免影响测量数值的准确性。

(6)消毒体温计备用。

3. 指导要点

(1)告知患者测量体温的注意事项。

(2)根据患者的实际情况,指导其学会正确测量体温的方法。

(四)注意事项

1. 告知患者在测量体温前30分钟内应规避进食冷／热饮、热敷、沐浴、剧烈运动、情绪波动等会影响体温测量的因素。

2. 如有影响测量体温的因素时,应推迟30分钟再测量。

3. 发现体温和病情不符时,应当复测体温。

4. 意识不清或者偏瘫的患者测腋温需护理人员守候在患者身旁。

5. 对于脑卒中患者慎用口温测量的方式。

6. 脑卒中患者入院 48 小时内,应至少每 4 小时监测一次体温。

二、脉搏监测

60% 的急性脑卒中患者常合并有心律失常,多发生在距脑卒中发病 3~5 天或发病 7 天内。因此,动态监测急性脑卒中患者的心率和脉搏尤为重要。

(一) 目的

1. 测量患者的脉搏,判断有无异常情况。

2. 监测脉搏变化,间接了解心脏情况。

(二) 异常表现

1. 缓脉,见于颅内压增高者。

2. 速脉,见于发热、脑疝失代偿期、脑实质及脑干出血、癫痫发作、缺氧、中枢性及周围性呼吸循环衰竭患者。

(三) 操作步骤

1. 评估患者

(1)询问、了解患者的病情、年龄、性别、意识状态、自理能力、合作程度、脉搏基础值及治疗情况。

(2)评估测量部位肢体及皮肤的情况。

(3)告知患者测量脉搏的目的、方法,指导患者配合。

2. 操作要点

(1)操作护士洗手,戴口罩。

(2)协助患者取舒适体位,手臂放松置于床上或者桌面。

(3)以示指、中指、环指的指端按于桡动脉上,压力大小以能清楚触及脉搏为宜。

(4)一般患者测量30秒,脉搏异常、危重患者测量1分钟。

3. 指导要点

(1)告知患者测量脉搏的注意事项。

(2)根据患者实际情况,指导其学会正确测量脉搏的方法。

(四) 注意事项

1. 告知患者在测量体温前30分钟内应避免剧烈运动、情绪波动等会影响脉搏测量的因素。

2. 如有影响测量脉搏的因素时,需稳定后再测量。

3. 测量脉搏时首选桡动脉进行测量。

4. 心房颤动是脑卒中患者主要、普遍、独立的危险因素,脑卒中患者新入院24小时内应评估心率及心律。脉搏短绌的患者,应双人同时测量,即一名护士测脉搏,另一名护士测心率,心率可通过听诊,两人同时开始计数,测量1分钟。

三、呼吸监测

(一) 目的

1. 测量患者的呼吸频率,观察呼吸节律,判断有无异常情况。

2. 监测呼吸变化。

(二) 异常表现

1. 呼吸频率过缓,是呼吸中枢抑制的表现,见于颅内压增高患者。

2. 呼吸频率过速,见于发热、呼吸系统疾病患者。

3. 呼吸节律异常,如潮式呼吸、叹息样双吸气或呼吸暂停,常为昏迷末期或脑干受损时中枢性呼吸衰竭的一种表现。

4. 呼吸表浅无力或不能,见于脑干卒中或大面积梗死等病情危重患者或有气道受累者。痰液坠积、呕吐物阻塞、深昏迷患者舌后坠、继发性肺部感染、肺不张、肺水肿等均可引起呼吸困难,临床上要注意鉴别。

(三) 操作步骤

1. 评估患者

(1)询问、了解患者的病情、年龄、性别、意识状态、自理能力、合作程度、呼吸基础值及治疗情况。

(2)告知患者测量呼吸的目的、方法,指导患者配合。

2. 操作要点

(1)操作护士洗手,戴口罩。

(2)协助患者取舒适体位。

(3)测量时以诊脉状,观察患者胸腹起伏,一起一伏为一次呼吸,正常脉搏测量 30 秒。

(4)危重患者呼吸不宜观察时,用少许棉絮置于患者鼻孔前,观察棉花吹动情况,测量 1 分钟。

3. 指导要点

(1)告知患者测量呼吸的注意事项。

(2)根据患者的实际情况,指导其学会正确测量呼吸的方法。

(四) 注意事项

1. 呼吸的速率会受到意识的影响,测量时不宜告知患者。

2. 如患者有剧烈运动、情绪波动等影响呼吸的因素时,需稳定后测量。

3. 呼吸不规律的患者及婴儿应测量 1 分钟。

四、血压监测

(一) 目的

1. 测量、记录患者的血压,判断有无异常情况。

2. 监测血压变化,间接了解循环系统的功能状况。

(二) 异常表现

1. 血压增高,见于高血压、颅内压增高及脑疝前期的代偿期。

2. 血压下降,见于周围循环衰竭、严重酸中毒、脑干或下丘脑受损、脑疝失代偿期、脑出血伴大量胃出血及氯丙嗪、硝普钠等药物静脉给药后。

(三) 操作步骤

1. **评估患者**

(1)询问、了解患者的病情、年龄、性别、意识状态、自理能力、合作程度、血压基础值及治疗情况。

(2)评估测量部位肢体及皮肤的情况。

(3)告知患者测量血压的目的、方法,指导患者配合。

2. **操作要点**

(1)操作护士洗手,戴口罩。

(2)检查血压计、袖带。

(3)协助患者取坐位或者卧位。

(4)排尽袖带内空气,平整地缠于患者上臂中部,袖带的高度与心脏同水平,袖带下缘应在肘窝上2.5cm(约两横指),松紧合适(以可插入1~2指为宜)。

(5)听诊器置于肱动脉位置。

(6)测量时,保持血压计零点、肱动脉与心脏同一水平。正确判断收缩压与舒张压。

(7)测量完毕,排尽袖带内空气,关闭血压计。

(8)测量者保持视线与血压计刻度平行,记录血压数值。

3. 指导要点

(1)告知患者测量血压的注意事项。

(2)根据患者的实际情况,指导其学会正确测量血压的方法。

(四)注意事项

1. **血压的监测要求** 选择合适的血压计、测压环境及正确的测压方式,同时需要"四定"(即定血压计、定部位、定体位、定时间)来保证血压测量的准确性。

2. 根据患者臂围选择袖带,袖带的大小应适合患者上臂臂围,袖带气囊至少覆盖80%上臂周径,上臂臂围大者应换为大规格袖带。

3. **血压测量的部位** 上肢肱动脉血压测量值被临床普遍视为标准血压,在无法或者不宜监测上肢血压的情况下,足背动脉为测量血压的推荐部位。侧卧位、平卧位与俯卧位均可作为测量下肢血压的体位,避免应用屈膝仰卧位测量下肢血压。

4. 急性偏瘫患者健侧血压与患侧血压无显著差异性。

5. 若患者衣袖过紧或者所穿衣服太多时,应脱掉衣服,以免影响测量结果。

6. 首次测血压时,需监测对侧肢体血压值,当双上臂血压差持续 >10mmHg,意味着心血管风险增加,在密切监测血压的同时需要监测心率的变化。

五、瞳孔观察

(一) 目的

1. 协助判断颅内压增高、脑疝等病情变化。

2. 协助疾病的诊断、治疗及对预后的评估。

(二) 异常表现

1. 双侧瞳孔散大,如同时对光反射迟钝或消失并伴有昏迷者,提示中脑动眼神经受损或小脑扁桃体疝。见于癫痫大发作、脑干脑炎晚期、脑血管病、脑膜炎等疾病引起的颅内压增高及临终前的表现。

2. 一侧瞳孔进行性散大,对光反射迟钝或消失,伴有意识障碍者,提示颞叶钩回疝,脑干移位压迫动眼神经引起同侧瞳孔散大。见于各种脑炎、脑膜炎和脑血管病及占位性病变引起的颅内高压症的严重后果。

3. 双侧瞳孔缩小,提示大脑皮质和脑干的损害以脑桥损害为主。见于药物中毒(如氯丙嗪、巴比妥类、抗精神药、抗癫痫药物),流行性脑脊髓膜炎,蛛网膜下腔出血,脑室或脑桥出血。

4. 一侧瞳孔缩小反射迟钝,提示动眼神经受到刺激,应注意区别是单侧瞳孔缩小还是对侧瞳孔扩大。见于外伤后颅内出血,各种疾病引起的颞叶钩回疝早期,常因持续时间短而被忽略。

5. 双侧瞳孔不等大,时大时小,左右交替,形状不规则,提示脑干病变,尤其中脑受损明显,由脑干出血、多发性硬化、神经梅毒、病毒性炎症刺激中脑等所致。

(三)操作步骤

1. **评估患者** 询问、了解患者的身体情况,既往有无眼疾;对神志清楚的患者告之观察瞳孔的目的,取得患者的配合。

2. **操作要点**

(1)检查手电筒电源是否充足、是否聚光。

(2)在自然光线下让患者睁眼的同时对比瞳孔的大小。

(3)再用手电筒光源分别移向左右侧瞳孔中央,观测瞳孔的直接与间接对光反射是否灵敏(观察左眼时遮蔽右眼,反之亦然)。

(4)正常瞳孔的直径为 2~4mm,圆形,边缘整齐,对光反射灵敏,双侧等大等圆,位于眼球中央,双侧对称,瞳孔 >5mm 为散大,<2mm 为缩小。

(5)记录瞳孔大小及对光反射情况。记录标准:瞳孔大小,按实际大小标记(如 2.5mm);瞳孔对光反射情况:灵敏标记(++)、迟钝标记(+)、消失标记(−)。

(四)注意事项

1. **观察瞳孔变化并记录** 观察瞳孔的频次及间隔

时间,可结合患者意识障碍程度来确定。因此,对于重度、中度、轻度意识障碍患者分别间隔 15 分钟、30 分钟、60 分钟观察一次瞳孔的变化。

2. **瞳孔的生理变化** 正常瞳孔的大小与年龄、生理状态、屈光、外界环境等因素有关。1 岁以内的婴儿瞳孔最大,其次为儿童和青少年,随着生长发育瞳孔会逐渐变小。近视眼瞳孔大于远视眼;交感神经兴奋时(如惊恐不安、疼痛时)瞳孔会扩大;副交感神经兴奋时(如表现为深呼吸、脑力劳动、睡眠等)瞳孔会变小。

六、意识评估

(一)目的
1. 评价与量化脑损伤患者病情的轻重程度。
2. 动态监测患者病情的变化。

(二)异常表现
1. 以觉醒度改变为主的意识障碍

(1)嗜睡(somnolence):是一种病理性思睡,表现为睡眠状态过度延长。当呼唤或者推动患者的肢体时即可唤醒,并能进行正确的交谈或执行指令,停止刺激后患者又继续入睡。

(2)昏睡(stupor):是一种比嗜睡程度深的觉醒障碍。一般外界刺激不能使其觉醒,给予较强烈的刺激时可有短时的意识清醒,醒后可简短回答提问,当刺激减弱后又很快进入睡眠状态。

(3)昏迷(coma):是指意识完全丧失,无自发睁眼,缺乏觉醒 - 睡眠周期,任何感觉刺激均不能唤醒的状态。

按其程度可将昏迷分为以下三种。

1)浅昏迷:表现为睁眼反射消失或偶见半闭合状态,无自发言语和有目的的活动。疼痛刺激时有回避动作和痛苦表情,脑干反射基本保留(瞳孔对光反射、角膜反射、咳嗽反射和吞咽反射等)。

2)中度昏迷:对外界一般刺激无反应,强烈疼痛刺激时可见防御反射活动,角膜反射减弱或消失,呼吸节律紊乱,可见到周期性呼吸或中枢神经性过度换气。

3)深昏迷:对任何刺激均无反应,全身肌肉松弛,眼球固定,瞳孔散大,脑干反射消失,生命体征发生明显变化,呼吸不规则。

2. 以意识内容改变为主的意识障碍

(1)意识模糊(confusion):注意力减退,定向障碍,情感淡漠,随意活动减少,言语不连贯。对声、光、疼痛等刺激能表现出有目的的简单动作反应。

(2)谵妄(delirium):对客观环境的认识能力及反应能力下降,注意力涣散,定向障碍,言语增多,思维不连贯,觉醒 - 睡眠周期紊乱。常有错觉和幻觉,表现紧张、恐惧和兴奋不安,大喊大叫,甚至冲动及攻击行为。

3. 特殊类型的意识障碍

(1) 去皮质综合征(decorticate/apallic syndrome):为意识丧失,但睡眠 - 觉醒周期存在的一种意识障碍。患者能无意识睁眼、闭眼和转动眼球,但眼球不能随光线或物品转动,貌似清醒但对外界刺激无反应。对光反射、角膜反射甚至咀嚼动作、吞咽、防御反射均存在,可有吸吮、强握等原始反射,但无自发动作。二便失禁。

如身体姿势为上肢屈曲内收、下肢伸性强直,则称为去皮质强直(decorticate rigidity),与去大脑强直(decerebrate rigidity)的区别为后者四肢均为伸性强直。

(2)无动性缄默症(akinetic mutism):又称睁眼昏迷(coma vigil),为脑干上部和丘脑的网状激活系统受损,而大脑半球及其传出通路无病变。患者能注视周围的环境及人物,貌似清醒,但不能活动或言语,二便失禁。肌张力减低,无锥体束征。强烈刺激不能改变其意识状态,存在睡眠 - 觉醒周期。

去皮质综合征与无动性缄默症的异同点见表2-1。

表 2-1　去皮质综合征与无动性缄默症的异同点

		去皮质综合征	无动性缄默症
两者不同点	损害部位	广泛大脑半球皮质	脑干或丘脑上行网状激活系统
	脑功能障碍	大脑皮质功能抑制	刺激不能传向大脑半球
	眼球	无目的地游动和无意识地追踪	可注视周围人或物体
	肢体	肌张力增高,病理征阳性	肌张力低下,病理征阴性
	姿势	去皮质强直	无
两者共同点	言语	不能理解和表达言语	
	觉醒	睡眠 - 觉醒周期存在	
	脑干反射	脑干反射或脑干活动存在	
	肢体	无自发肢体运动	
	二便	二便失禁	
	生命体征	血压、脉搏、自主呼吸平稳	

(3)植物状态:是大脑半球严重受损而脑干功能相对保留的一种状态。患者对自身和外界的认知功能全部丧失,呼之不应,不能与外界交流,有自发或反射性睁眼,偶尔发现视物追踪,可有无意义的哭笑,存在吸吮、咀嚼和吞咽等原始反射,有睡眠-觉醒周期,大小便失禁。

(三)判断方法

1. **临床判断方法** 护士在不同的时间段通过对患者的呼唤、按压甲床、按压眶上神经出口处,观察患者的应答情况,有无面部表情、肢体活动或翻身动作,以及瞳孔对光反射、角膜反射、吞咽和咳嗽反射等方面的检查来判定。

2. **定性定量判断** 应用格拉斯哥昏迷评定量表(Glasgow coma scale,GCS)评定患者意识障碍的程度(表2-2)。

(1)评估患者:评估患者有无偏瘫、单侧肢体活动差、失语等情况。了解患者的操作配合程度。

(2)操作要点:按照GCS逐一评分。评价睁眼反应、言语反应、运动反应,统计总分,评判昏迷程度。

(3)注意事项:最高分为15分,最低分为3分,总分越低表示昏迷程度越重。轻度昏迷:13~14分;中度昏迷:9~12分;重度昏迷:3~8分。7分以下预后较差,3~5分有潜在死亡的危险。选择评判时的最好反应计分。注意运动评分左侧和右侧可能不同,用较高的分数进行评分。

表 2-2 格拉斯哥昏迷评定量表

睁眼反应	计分/分	言语反应	计分/分	运动反应	计分/分
自动睁眼	4	言语正确	5	遵嘱运动	6
呼唤睁眼	3	应答错误	4	刺痛定位	5
刺痛睁眼	2	言语错乱	3	刺痛躲避	4
不睁眼	1	言语难辨	2	刺痛屈曲(去皮质)	3
		不语	1	刺痛过伸(去脑强直)	2
				肢体不动	1

七、血糖监测

脑卒中后约 40% 的患者存在血糖升高,低血糖发生率较低,但无论何种血糖波动,通过影响机体代谢、免疫功能均可能导致脑缺血损伤和水肿加重而对预后不利。及早严格控制血糖是早期脑卒中管理的重要内容。

(一)监测原因

1. 脑卒中后的应激反应,导致非糖物质(如游离脂肪酸)增加,可引起脑内乳酸性酸中毒。

2. 脑卒中后氧自由基的大量产生,直接损害脑组织。

3. 脑神经细胞膜的钠钾交换障碍,导致细胞内高血钠、细胞外高血钾。

4. 脑细胞水肿与颅内压升高,加重了脑细胞的代谢障碍。

（二）监测内容

1. **监测频率** 血糖监测方案因患者病情、治疗方式的不同而异。血糖监测频率根据是否应用胰岛素治疗、糖化血红蛋白（HbA1c）是否达标来确定。

（1）如患者的 HbA1c 已达标，建议使用胰岛素治疗的患者每天监测 2~4 次，而不使用胰岛素治疗的患者每周监测 3 天血糖，每天 2 次。

（2）如患者的 HbA1c 未达标，建议使用胰岛素治疗的患者每天监测 4~7 次，而不使用胰岛素治疗的患者每周监测 3 天血糖，每天 5~7 次。

（3）仅采用生活方式干预的患者可以根据需要监测血糖，明确饮食和运动对血糖的影响。对某些特殊人群（如围手术期、危重症患者、老年人、1 型糖尿病患者、妊娠高血糖患者以及低血糖高危人群）应根据具体情况制定个体化的监测方案。

（4）对于原来没有糖尿病而突然血糖增高者，可通过测定 HbA1c 来排除应激性高血糖或是判断糖尿病高血糖的原因：若血糖高，糖化血红蛋白正常，则是应激性高血糖，而两者皆高可能是糖尿病高血糖。

2. **监测时间点** 血糖监测的时间点包括餐前血糖、餐后 2 小时血糖、睡前血糖、夜间血糖，各个监测时间点的侧重有所不同（表 2-3）。

表 2-3 各时间点血糖监测的适用范围

时间	适用范围
餐前血糖	空腹血糖较高,或有低血糖风险时(老年人、血糖控制较好者)
餐后 2 小时血糖	空腹血糖已获良好控制,但糖化血红蛋白仍不能达标者;需要了解饮食和运动对血糖影响者
睡前血糖	注射胰岛素患者,特别是晚餐前注射胰岛素的患者
夜间血糖	经治疗血糖已接近达标,但空腹血糖仍高者;或疑有夜间低血糖者
其他	出现低血糖症状时应及时监测血糖,剧烈运动前后宜监测血糖

(三)预后

血糖升高的程度与颅脑损伤、脑卒中、蛛网膜下腔出血等患者的预后密切相关,血糖的控制能够改善其预后。应激性高血糖 >11.1mmol/L 持续 24 小时以上,提示预后不良。若持续静脉滴注胰岛素,将血糖控制在 8.3mmol/L,可有效降低颅脑损伤后应激性高血糖的发生率和病死率。

八、压力性损伤风险评估

风险评估是护理人员发现患者压力性损伤潜在风险、早期实施个体化预防措施的前提。国内外已有很多种压力性损伤风险评估工具,目前国内临床运用最为广泛的是压力性损伤风险预测量表(Braden 评分量表),其由美国的 Braden 和 Bergstrom 两位博士于 1987 年研制,已被译成日语、汉语、荷兰语等多种语言。

(一)评估内容

Braden 评分量表由 6 个被认为是压力性损伤发生的最主要的危险因素组成,即从患者的感觉、移动能力、活动能力和影响皮肤耐受力的三个因素(皮肤潮湿、营养状况、摩擦和剪切力)六个方面来进行评估(表 2-4)。如果患者不是卧床不起或局限于椅子上("活动"方面的评分为 1~2 分),即这位患者就不会患压力性损伤或患压力性损伤的危险性很低,就不必要进行评估。这六个方面除了"摩擦和剪切力"一项外,各项得分均为 1~4分,总分 6~23 分。轻度危险:15~18 分;中度危险:13~14 分;高度危险:10~12 分;极度危险:≤9 分。得分越低,发生压力性损伤的危险性越高。

表 2-4 Braden 评分量表

评估内容	分数			
	1 分	2 分	3 分	4 分
感觉:机体对压力所引起的不适感的反应能力	完全受损	非常受损	轻微受损	无受损
皮肤潮湿:皮肤处于潮湿状态的程度	持续潮湿	经常潮湿	偶尔潮湿	很少潮湿
活动能力:躯体活动的能力	卧床不起	坐位	偶尔行走	经常行走
移动能力:改变和控制躯体位置的能力	完全不能移动	严重受限	轻度受限	不受限
营养状况:通常摄食状况	非常缺乏	可能缺乏	充足	营养丰富
摩擦和剪切力	存在问题	有潜在问题	无明显问题	—

（二）评估要点

1. 感觉 机体对压力所引起的不适感的反应能力。

(1)完全受损：对疼痛刺激没有反应,或者绝大部分机体对疼痛的感觉受损。

(2)非常受损：只对疼痛刺激有反应。只能通过呻吟和烦躁的方式表达机体不适,或者机体一半以上的部位对疼痛或不适的感觉受损。

(3)轻微受损：对其讲话有反应,但不是所有时间都能用语言表达不适感或需要翻身,或者有一个或两个肢体部位对疼痛或不适的感觉受损。

(4)无受损：对其讲话有反应。机体没有对疼痛或不适的感觉受损。

2. 皮肤潮湿 皮肤处于潮湿状态的程度。

(1)持续潮湿：由于出汗、小便等原因造成皮肤一直处于潮湿状态,搬运患者或给患者翻身时就可发现患者的皮肤潮湿。

(2)经常潮湿：皮肤经常但不总是处于潮湿状态,床单需要每班至少换 1 次。

(3)偶尔潮湿：每天大概需要额外换 1 次床单。

(4)很少潮湿：通常皮肤是干燥的,按常规频率换床单即可。

3. 活动能力 躯体活动的能力。

(1)卧床不起：患者的活动被限制在床上。

(2)坐位：行走能力严重受限或没有行走能力。不能承受自身的重量和 / 或需要在帮助下坐椅子 / 轮椅。

(3)偶尔行走：白天在帮助或无需帮助的情况下偶

尔可以走很短的一段路。每天中大部分的时间在床上或椅子/轮椅上度过。

(4)经常行走：每天至少 2 次室外行走，白天醒着的时候至少每 2 小时行走 1 次。

4. 移动能力 改变或控制躯体位置的能力。

(1)完全不能移动：在没有帮助的情况下躯体或四肢不能进行轻微的移动。

(2)严重受限：偶尔能轻微移动躯体或四肢，但不能经常独立完成或进行显著的躯体位置变动。

(3)轻度受限：能经常性独立、轻微改变躯体或四肢的位置。

(4)不受限：能经常性独立完成大的体位改变。

5. 营养状况 通常摄食状况。

(1)非常缺乏：从来不能吃完一餐饭，很少能摄入所给食物量的 1/3。每天摄入 2 份或以下的蛋白量(肉和/或乳制品)；很少摄入液体；没有摄入流质饮食；禁食和/或清液摄入或静脉输入大于 5 天。

(2)可能缺乏：很少能吃完一餐饭，通常只能摄入所给食物量的 1/2。蛋白质的摄入仅是每日三餐中的肉和/或乳制品，偶尔进食，或摄入低于需要量的流食或鼻饲。

(3)充足：可摄入所给食物量的 1/2 以上。每天摄入 4 餐含肉或乳制品的食物，偶尔会拒绝肉类。通常会吃掉规定的食物量，或者鼻饲或全胃肠外营养(total parenteral nutrition,TPN)量达到绝大部分的营养所需。

(4)营养丰富：每餐能摄入所给食物量，从来不拒绝食物。通常每日吃 4 餐或更多次含肉类和/或乳制品的食物。两餐间偶尔进食,不需要其他补充食物。

6. 摩擦和剪切力

(1)存在问题:躯体移动时需要中到大量的帮助。躯体不可能做到完全抬空而不触碰床单,在床上或者椅子上时经常滑落,需要在大力帮助下重新摆体位。患者痉挛、挛缩或躁动不安,通常会导致摩擦。

(2)有潜在问题:躯体移动乏力或需要一些帮助。在移动过程中,皮肤在一定程度上会碰到床单、椅子、约束带或其他设施。在床上或椅子上可保持相对好的位置,偶尔会滑落下来。

(3)无明显问题:躯体能独立在床上和椅子上移动,并具有足够的肌肉力量在移动时完全将躯体抬离床面或椅子,并在床上和椅子上总能保持良好的位置。

九、日常生活活动能力

日常生活活动能力(activities of daily living,ADL)是指人们在每日生活中,为了照料自己的衣、食、住、行,保持个人卫生整洁和进行独立的社区活动所必需的一系列基本活动。日常生活活动是人们为了维持生存及适应环境而每天必须反复进行的、最基本的、最具有共性的活动。脑卒中患者常常伴有运动、语言、认知等多种功能障碍,造成患者 ADL 低下。ADL 可以评定患者日常生活活动能力的高低和疾病的严重程度,有助于护士对于患者日常生活对其他人的依赖情况及其病情变化进行分析,是护士评定患者自理能力、机体功能好转或恶化的可靠工具。

Barthel 指数(the Barthel index of ADL)是由美国 Florence Mahoney 和 Dorothy Barthel 设计并应用于临床的测量工具,是国际康复医学界常用的方法。Barthel 指数评定简单,可信度高,灵敏度也高,使用广泛,而且可用于预测治疗效果、住院时间和预后。

(一)评估内容

日常生活活动能力评估内容即日常生活活动能力量表(Barthel 指数)详见表 2-5。

表 2-5 日常生活活动能力量表(Barthel 指数)

日常活动项目	独立 / 分	部分独立或需要部分帮助 / 分	需极大帮助 / 分	完全依赖 / 分
进餐	10	5	0	0
洗澡	5	0	0	0
修饰(洗脸、刷牙、刮脸、梳头)	5	0	0	0
穿衣(包括系鞋带等)	10	5	0	0
可控制大便	10	5（每周失控少于 1 次）	0（失控）	0
可控制小便	10	5（每 24 小时失控少于 1 次）	0（失控）	0
如厕(包括擦净、整理衣裤、冲水)	10	5	0	0
床椅移动	15	10	5	0
平地行走 45m	15	10	5	0
上下楼梯	10	5	0	0
总得分				

(二) 评估要点

1. 根据 Barthel 指数计分,将日常生活活动能力分成四级。100 分为生活自理,日常生活活动能力良好,不需要他人帮助;61~99 分为轻度功能障碍,能独立完成部分日常活动,需要部分帮助;41~60 分为中度功能障碍,需要极大的帮助方能完成日常生活活动; ≤ 40 分为重度功能障碍,大部分日常生活活动不能完成或需要他人照料。

2. ADL 的评定可在患者的实际生活环境中进行,评定人员观察患者完成实际生活中的动作情况,以评定其能力;也可以在 ADL 专项评定环境中进行,评定活动地点在 ADL 功能评定训练室,在此环境中患者根据指令完成动作。ADL 专项评定环境较其他环境更易取得准确结果,且评定后也可根据患者的功能障碍在此环境中进行训练。

3. 有些不便完成或不易完成的动作,可以通过询问患者本人或其家属进行了解,包括患者的二便控制、个人卫生管理等。

4. 评定前应与患者交谈,让患者明确评定的目的,以取得患者的理解与合作。评定前还必须对患者的基本情况有所了解,如肌力、关节活动范围、平衡能力等,还应考虑到患者生活的社会环境、反应性、依赖性等。重复评定时应尽量在同一条件或环境下进行。在分析评定结果时应考虑相关影响因素,如患者的生活习惯、文化素养、职业、社会环境、评定时的心理状态和合作程度等。

十、脑卒中严重程度的评估

（一）评估目的

1. 描述脑卒中患者的神经功能缺损情况。

2. 评判脑卒中患者病情的严重程度。

（二）评估方法

应用美国国立卫生研究院卒中量表（national institute of health stroke scale，NIHSS）进行脑卒中评分（表 2-6）。

表 2-6　美国国立卫生研究院卒中量表

项目	评分标准	得分
1. 意识		
1a. 意识水平： 即使不能全面评价（如气管插管、语言障碍、气管创伤及绷带包扎等），检查者也必须选择 1 个反应。只在患者对有害刺激无反应时（不是反射）才能记 3 分	0 分 = 清醒，反应敏锐 1 分 = 嗜睡，轻微刺激能唤醒患者完成指令、回答问题或有反应 2 分 = 昏睡或反应迟钝，需要强烈反复刺激或疼痛刺激才能有非固定模式的反应 3 分 = 昏迷，仅有反射性活动或自发性反应或完全没反应、软瘫、无反射	
1b. 意识水平提问： （仅对最初回答记分，检查者不要提示）询问月份、年龄。失语和昏迷者不能理解问题记 2 分；患者因气管插管、气管创伤、严重构音障碍、语言障碍或其他任何原因不能完成者（非失语所致）记 1 分	0 分 = 都正确 1 分 = 正确回答一个 2 分 = 两个都不正确或不能说	

项目	评分标准	得分
1c. 意识水平指令： 要求睁眼、闭眼；非瘫痪手握拳、张开。若双手不能检查，用另一个指令(伸舌)。仅对最初的反应记分，有明确努力但未完成的也给分。若对指令无反应，用动作示意，然后记分。对创伤、截肢或其他生理缺陷者，应予以适当的指令	0 分 = 都正确 1 分 = 正确完成一个 2 分 = 都不正确	
2. 凝视 只测试水平眼球运动。对自主或反射性(眼头)眼球运动记分。若眼球侧视能被自主或反射性活动纠正，记 1 分。若为孤立的周围性眼肌麻痹记 1 分，在失语患者中，凝视是可以测试的。眼球创伤、绷带包扎、盲人或有视觉或视野疾病的患者，由检查者选择一种反射性运动来测试。建立与眼球的联系，然后从一侧向另一侧运动，偶能发现凝视麻痹	0 分 = 正常 1 分 = 部分凝视麻痹(单眼或双眼凝视异常，但无被动凝视或完全凝视麻痹) 2 分 = 被动凝视或完全凝视麻痹(不能被头眼反射克服)	
3. 视野 用对诊法检查视野(上下象限)，可用辨认手指数或适度的视觉惊吓法(视威胁)检测。如果患者能看到侧面的手指，记录正常。如果单眼盲或眼球摘除，检查另一只眼。明确的非对称盲(包括象限盲)，记 1 分。患者全盲(任何原因)记 3 分。若患者濒临死亡记 1 分，结果用于回答问题 11	0 分 = 无视野缺失 1 分 = 部分偏盲 2 分 = 完全偏盲 3 分 = 双侧偏盲(全盲，包括皮质盲)	

项目	评分标准	得分
4. 面瘫 语言指令或动作示意,要求患者示齿、扬眉、闭眼。对反应差或不能理解指令的患者根据有害刺激时表情的对称情况记分。有面部创伤/绷带、经口气管插管、胶布或其他物理障碍影响面部检查时,应尽可能移至可评估的状态	0 分 = 正常 1 分 = 最小(鼻唇沟变平、微笑时不对称) 2 分 = 部分(下面部完全或几乎完全瘫痪,中枢性瘫) 3 分 = 完全(单侧或双侧瘫痪,上下面部缺乏运动,周围性瘫)	
5. 上肢运动 上肢伸展:坐位 90°,卧位 45°,要求坚持 10 秒;对失语的患者用语言或动作鼓励,不用有害刺激。评定者可以抬起患者的上肢到要求的位置,鼓励患者坚持 5a. 左上肢 5b. 右上肢	0 分 = 上肢于要求位置坚持 10 秒,不下落 1 分 = 上肢能抬起,但不能维持 10 秒,下落时不撞击床或其他支持物 2 分 = 能对抗一些重力,但上肢不能达到或维持坐位 90°或卧位 45°,较快下落到床上 3 分 = 不能抗重力,上肢快速下落 4 分 = 无运动 9 分 = 截肢或关节融合	
6. 下肢运动 下肢卧位抬高 30°,坚持 5 秒,对失语的患者用语言或动作鼓励,不用有害刺激。评定者可以抬起患者的下肢到要求的位置,鼓励患者坚持 6a. 左下肢 6b. 右下肢	0 分 = 下肢于要求位置坚持 5 秒,不下落 1 分 = 在 5 秒末下落,不撞击床 2 分 = 在 5 秒内较快下落到床上,但可抗重力 3 分 = 快速落下,不能抗重力 4 分 = 无运动 9 分 = 截肢或关节融合	

续表

项目	评分标准	得分
7. 共济失调 目的是发现双侧小脑病变的迹象。实验时双眼睁开,若有视觉缺损,应确保实验在无缺损视野内进行。双侧指鼻、跟膝胫试验,共济失调与无力明显不呈比例时记分。如患者不能理解或肢体瘫痪不记分。盲人用伸展的上肢摸鼻。若为截肢或关节融合,记9分,并解释清楚	0分 = 没有共济失调 1分 = 一个肢体有 2分 = 两个肢体均有 如有共济失调: 左上肢1分 = 是;2分 = 否 9分 = 截肢或关节融合 右上肢1分 = 是;2分 = 否 9分 = 截肢或关节融合 左下肢1分 = 是;2分 = 否 9分 = 截肢或关节融合 右下肢1分 = 是;2分 = 否 9分 = 截肢或关节融合	
8. 感觉 用针检查,测试时,进行针尖刺激和撤除刺激观察昏迷及失语患者的反应和表情。只对与脑卒中有关的感觉缺失记分。偏身感觉丧失者需要精确检查,应测试身体多处部位:上肢(不包括手)、下肢、躯干、面部。严重或完全的感觉缺失记2分。昏睡或失语者可记1分或0分。脑干卒中双侧感觉缺失记2分。无反应或四肢瘫痪者记2分。昏迷患者(1a=3)记2分	0分 = 正常,没有感觉缺失 1分 = 轻到中度,患侧针刺感不明显或为钝性或仅有触觉 2分 = 严重到完全感觉缺失,面、上肢、下肢无触觉	

项目	评分标准	得分
9. 语言 命名、阅读测试。要求患者叫出物品名称、读所列的句子。从患者的反应以及一般神经系统检查中对指令的反应判断理解能力。若进行视觉缺损干扰测试,可让患者识别放在手上的物品,重复和发音。气管插管者手写回答。昏迷患者(1a=3)记3分,给恍惚或不合作者选择一个记分,但3分仅给哑人或一点都不执行指令的人	0分 = 正常,无失语 1分 = 轻到中度:流利程度和理解能力有一些缺损,但表达无明显受限 2分 = 严重失语,交流是通过患者破碎的语言表达,听者须推理、询问、猜测,能交换的信息范围有限,检查者感交流困难 3分 = 哑或完全失语,不能讲或不能理解	
10. 构音障碍 不要告诉患者为什么做测试读或重复附表上的单词若患者有严重的失语,评估自发语言时发音的清晰度。若患者气管插管或其他物理障碍不能讲话,记9分,同时注明原因	0分 = 正常 1分 = 轻到中度,至少有一些发音不清,虽有困难,但能被理解 2分 = 言语不清,不能被理解 9分 = 气管插管或其他物理障碍	
11. 忽视症 若患者严重视觉缺失影响双侧视觉的同时检查,皮肤刺激正常,则记分为正常。若患者失语,但确实表现为关注双侧,记分正常。通过检验患者对左右侧同时发生的皮肤感觉和视觉刺激的识别能力来判断患者是否有忽视。把标准图显示给患者,要求他来描述。医师鼓励患者仔细看图,识别图中左右侧的特征。如果患者不能识别一侧图的部分内容,则定义为	0分 = 没有忽视症 1分 = 视、触、听、空间觉或个人的忽视;或对任何一种感觉的双侧刺激同时消失 2分 = 严重的偏身忽视;超过一种形式的偏身忽视;不认识自己的手,只对一侧空间定位	

项目	评分标准	得分
异常。然后,医师请患者闭眼,分别测上或下肢针刺觉来检查双侧皮肤感觉。若患者有一侧感觉忽略则为异常		
总计		

(三) 注意事项

遵循每一项检查的指导,按表中的顺序检查量表中各项目。每个项目测评后要记录结果,不要返回前面项目改变得分。医师要一边检查一边记录,快速评定。除非特别说明,患者不应被辅导(不能重复测评使患者表现更好)。

1. 最具重现性的反应都是第一反应。举例说,在意识水平提问项,让患者说出其年龄和当前的月份。患者最初回答错误,但后来纠正了,要记为错误反应。这一点是关键,因为我们无法规范患者矫正初期错误反应的各种言语和非言语线索。

2. 评价患者的客观情况。

3. 有些项目只有绝对存在时才能打分。举例来说,偏瘫患者的共济失调记为"无",因为检查时它并不一定绝对存在。虽然与有些医师的观点相悖,但这个项目必须这样打分,以避免歧义,并确保可重现性。

4. 最重要的是,记录患者所做的,而不是你认为患者可以做的,即使结果看起来矛盾。一个合格的检查者可以对患者的功能水平形成印象,但这种印象一定不能影响打分。

5. 检查后立即记录患者得分,最好每检查一个项目立即记分,这对于基线检查是特别必要的。

(薄琳　曹闻亚　阮征　武美茹)

参 考 文 献

[1] DRURY P, LEVI C, MCINNES E, et al. Management of fever, hyperglycemia, and swallowing dysfunction following hospital admission for acutestroke in New South Wales, Australia [J]. Int J Stroke, 2014, 9 (1): 23-31.

[2] TORBEY M T, BÖSEL J, RHONEY D H, et al. Evidence-Based Guidelines for the Management of Large Hemispheric Infarction: a statement for health care professionals from the Neurocritical Care Society and the German Society for Neuro-intensive Care and Emergency Medicine [J]. Neurocrit Care, 2015, 22 (1): 146-164.

[3] 王拥军. 卒中单元 [M]. 北京 : 科学技术文献出版社 , 2003: 119. 121

[4] 中华医学会神经病学分会神经重症协作组 , 中国医师协会神经内科医师分会神经重症专委会 . 大脑半球大面积梗死监护与治疗中国专家共识 [J]. 中华医学杂志 , 2017, 97 (9): 645-652.

[5] GUPTA A, SHUKLA G. Obstructive sleep apnea and stroke [J]. J Clin Sleep Med, 2018, 14 (10): 18181819.

[6] 中华医学会神经病学分会 , 中华医学会神经病学分会脑血管病学组 . 中国脑血管病一级预防指南 2015 [J]. 中华神经科杂志 , 2015, 48 (8): 629-643.

[7] 国家基本公共卫生服务项目基层高血压管理办公室 , 基层高血压管理专家委员会 . 国家基层高血压防治管理指南 [J]. 中国循环杂志 , 2017, 32 (11): 1041-1048.

[8] 刘芳 , 龚立超 , 杨倩倩 , 等 . 重症脑卒中患者临床护理评估与动态监测的护理策略 [J]. 中国护理管理 , 2016, 16 (8): 1115-1118, 1119.

[9] 中华医学会神经病学分会 , 中华医学会神经病学分会脑血管病学组 . 中国急性缺血性脑卒中诊治指南 2018 [J]. 中华神经科杂志 , 2018, 51 (9): 666-682.

第三节 脑卒中加强监测技术

一、颅内压监测与护理

(一)概念

颅内压(intracranial pressure,ICP)是指颅腔内容物对颅腔壁所产生的压力。颅内容积增加的总和超过颅腔代偿容积(8%~10%),颅内压超过 15mmHg 时,称为颅内压增高。颅内压增高是急性脑卒中的常见并发症,是脑卒中患者死亡的主要原因之一。

(二)监测内容

1. 症状评估

(1)头痛:评估疼痛的部位、程度、持续时间,是否伴随有意识障碍、视力障碍和呕吐等症状。

(2)呕吐:呈喷射性呕吐。

(3)视盘水肿:慢性颅内压增高往往有典型的视盘水肿表现。

(4)意识状态:通过格拉斯哥昏迷评定量表评估患者意识障碍的程度。

(5)瞳孔:观察两侧瞳孔的大小、形状是否对称,及其对光反射的灵敏度。

(6)肢体活动:观察患者四肢有无自主活动、自主活动的能力及其变化,有无异常活动如抽搐、震颤、癫痫发作等。

(7)血压、脉搏和呼吸:是否出现皮质醇增多症,即心跳减慢、呼吸减慢和血压增高。

2. 颅内压监测 动态观察脑室引流量、性质及液面的波动情况。分为有创与无创两种方式。

(1) 颅内压异常波形：①A 波为平台波，持续 5~20 分钟，压力可达 52.5~105.0mmHg，是颅内严重疾病的表现，预后凶险；②B 波是颅内压较短时间内的增加，常持续半分钟左右，压力波动在 22.5~52.5mmHg，与呼吸及血压改变有关；③C 波与不稳定的全身动脉压引起的颅内压波动有关。

(2) 颅内压分级见表 2-7。

表 2-7 颅内压分级

分级	颅内压
正常	5~15mmHg(0.67~2.00kPa)
轻度增高	15~20mmHg(2.00~2.67kPa)
中度增高	20~40mmHg(2.67~5.33kPa)
重度增高	>40mmHg(5.33kPa)

(3) 颅内压监测流程：颅内压监测流程包括有创颅内压监测流程(图 2-3)和无创颅内压监测流程(图 2-4)。

(三) 颅内压监测的临床意义

1. 颅内压监测的必要性 颅内发生病变的初期，由于自身生理调节功能很强，患者可无明显颅内压增高的临床表现，但可通过监测及时发现颅内压的增高。如果颅内病变继续发展，超过了机体的代偿能力，就进入失代偿阶段。此时即使脑内容积少量增加，颅内压也会急剧上升。头高位时颅内压数值降低，反之升高。一般的

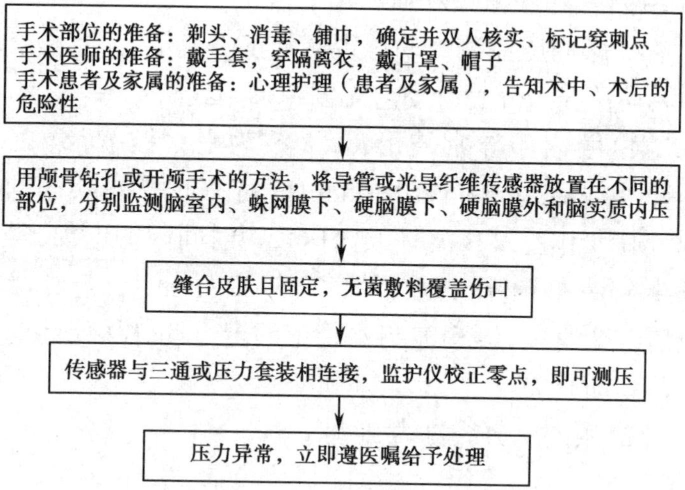

手术部位的准备：剃头、消毒、铺巾，确定并双人核实、标记穿刺点
手术医师的准备：戴手套，穿隔离衣，戴口罩、帽子
手术患者及家属的准备：心理护理（患者及家属），告知术中、术后的
危险性

用颅骨钻孔或开颅手术的方法，将导管或光导纤维传感器放置在不同的
部位，分别监测脑室内、蛛网膜下、硬脑膜下、硬脑膜外和脑实质内压

缝合皮肤且固定，无菌敷料覆盖伤口

传感器与三通或压力套装相连接，监护仪校正零点，即可测压

压力异常，立即遵医嘱给予处理

图2-3　有创颅内压监测流程

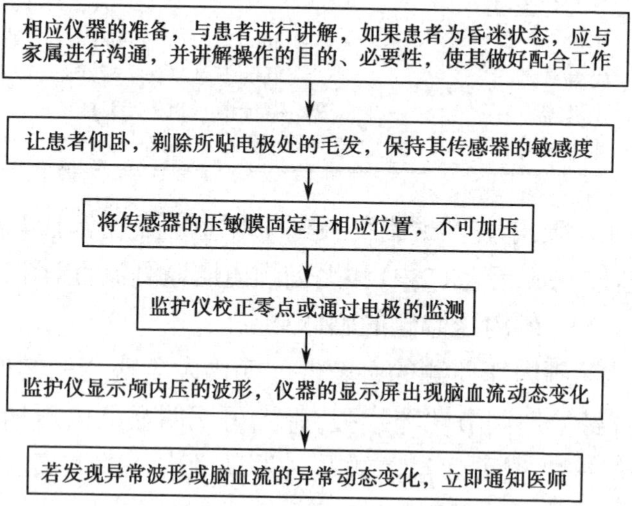

相应仪器的准备，与患者进行讲解，如果患者为昏迷状态，应与
家属进行沟通，并讲解操作的目的、必要性，使其做好配合工作

让患者仰卧，剃除所贴电极处的毛发，保持其传感器的敏感度

将传感器的压敏膜固定于相应位置，不可加压

监护仪校正零点或通过电极的监测

监护仪显示颅内压的波形，仪器的显示屏出现脑血流动态变化

若发现异常波形或脑血流的异常动态变化，立即通知医师

图2-4　无创颅内压监测流程

脉搏与呼吸运动的变化,不会明显影响颅内压的波动,但在颅内压增高的情况下,多种因素均可导致颅内压较大范围的波动,如躁动、咳嗽、排便等可引起短暂的颅内压增高。这种增高需维持1分钟以上才有病理意义。诱使颅内压增高的其他因素有高碳酸血症、低氧血症、回心血量增加、机械通气及超过机体代偿能力的血压波动等。

2. 颅内压监测的临床价值

(1)及早发现:由于颅内压增高常先于临床症状出现,颅内压的高低与 GCS 和生命体征之间并无始终一致的相关性,因此进行颅内压监测将有利于及早发现颅内压增高。

(2)指导临床:当颅内压 <15mmHg 时,不用脱水药物;当颅内压在 15~20mmHg 时,应开始进行降低颅内压的治疗,如引流脑脊液、应用脱水药物、过度通气、应用巴比妥类药物等。

(3)判断预后:若患者经治疗后颅内压仍 >40mmHg,则预后不佳;在治疗过程中颅内压降至 20mmHg 以下,或频繁出现异常波形时,病死率和致残率明显增高。

(4)指导护理实践:在护理高颅内压患者时,要避免导致患者颅内压急剧增高的诱发因素出现,如床头的高度不适、屈颈、翻身动作剧烈、呼吸道不畅、躁动、便秘、高热等。

(四)颅内压监测中的护理

1. 严格无菌操作,预防颅内感染。置入传感器或导管、换药、留取脑脊液标本均应遵守无菌原则,患者枕上铺无菌治疗巾,每日更换,若发现小巾潮湿、污染随时更换。

2. 保持监测管道通畅,勿弯曲折叠。

3. 注意安全防范,对躁动的患者应约束或给予镇静药物,防止光导纤维扭曲打折或传感器拔出。

4. **动态观察并记录颅内压** 动态观察可以及时发现病情变化。注意随时调整并保持调零的位置,监测时患者为平卧位或头抬高30°,以外耳道水平为零点进行校正。

5. **观察有无并发症的出现** 如感染、颅内出血、医源性颅内压增高、脑实质损伤等。

(五)脑疝的预防与护理措施

1. **意识的监测** 意识反映的是大脑皮质和脑干网状结构的功能状态。意识障碍进行性加重是脑疝出现前的一个重要表现,尤其是小脑幕切迹疝的患者会较早出现意识障碍进行性加重,由清醒逐渐转为嗜睡、昏睡、昏迷。

2. **瞳孔的监测** 瞳孔反映的是大脑的功能状态。当发生小脑幕切迹疝时患者会较早出现病灶侧瞳孔先缩小,以后逐渐散大。发现瞳孔散大已属脑疝中晚期。

3. **生命体征的监测** 脑疝的前驱症状由于颅内压增高,脑血液循环障碍,脑组织急性缺氧,血中二氧化碳蓄积,刺激了呼吸中枢,出现呼吸加深增快。若脑疝形成较快,呼吸可突然停止,常见于枕骨大孔疝的患者。

4. **肢体活动的监测** 疝出的脑组织挤压大脑角,锥体束受影响出现肢体瘫痪。

5. **颅内高压症状的监测** 头痛加剧,呕吐频繁,提示颅内压急剧增高,应警惕脑疝的前驱症状。颅内压监测可以更清楚、动态地反映颅内压的变化,有利于医护人员判断患者脑疝发生的可能。

6. 急救原则 包括快速脱水降颅内压,保持呼吸道通畅,给予冬眠、低温、镇静治疗及脑室引流,必要时手术治疗。

7. 急救流程见图 2-5。

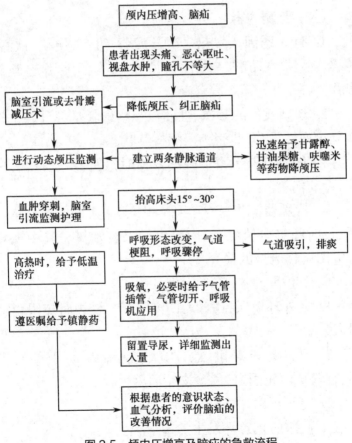

图 2-5　颅内压增高及脑疝的急救流程

二、癫痫监测与护理

(一)概念

癫痫是由多种原因造成的脑神经元反复异常放电所导致的以短暂的中枢神经系统功能失常为特征的慢性脑部疾病,具有突然发生、反复和短暂发作的特点。

(二)监测内容

1. **有无诱因** 发热、失眠、疲劳、饥饿、便秘、饮酒、停药、感情冲动和一过性代谢紊乱等都能引起癫痫发作。

2. **观察发作的频次、性质** 观察患者是部分性发作还是全面性发作,是否为癫痫持续状态。

3. **有无意外伤害** 癫痫发作时,是否发生跌伤、碰伤、舌咬伤等。

4. **特殊监测指标** 有脑电图、脑地形图、视频脑电图、长时间脑电监测、颅内脑电记录技术等。其中视频脑电图对临床帮助最大。

(三)护理

1. 室外环境保持安静,门窗隔音。探视时应限制家属人数。

2. 室内光线柔和;地方宽敞、无障碍、床两侧有床挡,有轮床四轮固定,危险物品远离患者。

3. 定时正确评估。

4. 使用防止意外发生的警示牌。

5. 使用防护用具,外出戴安全帽,随身携带安全卡,床旁备防舌咬伤牙垫。

6. 癫痫发作急救流程见图 2-6。

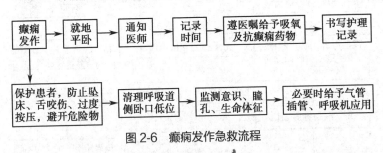

图 2-6　癫痫发作急救流程

7. 癫痫持续状态的护理　①迅速建立静脉通道,遵医嘱静脉注射地西泮,成人首次剂量 10~20mg,注射速度不超过 2mg/min,对有效但复发者,15~30 分钟后可重复应用,或在首次用药后将地西泮 100~200mg 加入 5% 葡萄糖液 500ml 中缓慢静脉滴注,每小时 10~20mg,视发作情况控制滴注速度和剂量。用药过程中密切观察患者呼吸、心率及血压的变化,如出现呼吸抑制、血压下降、昏迷加深,则需停止注射。也可用异戊巴比妥钠、苯妥英钠静脉滴注或用 10% 水合氯醛、副醛保留灌肠等。②保持病室安静,避免刺激,保持呼吸道通畅,吸痰,给予高流量氧气吸入,注意安全护理,避免患者受伤。③严密观察患者生命体征、意识状态和瞳孔等变化;观察抽搐发作持续的时间与频率;监测血清电解质和酸碱平衡状况。

8. 癫痫持续状态的抢救流程见图 2-7。

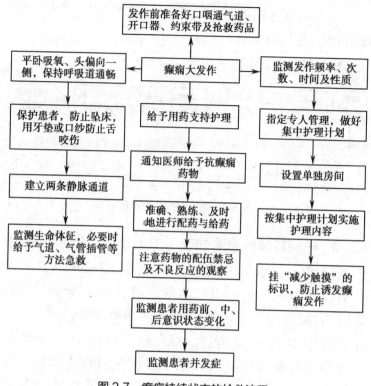

图2-7　癫痫持续状态的抢救流程

三、肺部感染监测与护理

（一）概念

肺部感染是指由细菌、病原微生物、理化因素、免疫损伤、过敏及药物所致的终末气道、肺泡和肺间质的炎症。

（二）监测内容

1. 注意有无吸入性损伤、气管切开或插管、误吸、肺水肿、肺不张、休克、手术麻醉、创面侵袭性感染、化脓性血栓性静脉炎等。

2. 注意有无呼吸困难,观察体温变化、有无咳嗽、痰量是否增多及痰液性状。

3. 为明确感染的细菌,应定期做痰培养加药物敏感试验。

(1)采集时间最好是清晨。

(2)留取痰标本时,为减少口腔常居菌对痰标本的污染,应先漱口再从气管深部咳出痰液(非唾液)吐入无菌容器内;对于无法配合的患者,可采用无菌吸痰技术收集痰标本。

4. 多数肺部感染的确诊有赖于 X 线检查。应常规拍摄胸部 X 线片,以后定期复查。

(三) 护理

1. 清除原发病灶。加强气道管理,保持呼吸道通畅,促进痰液排出,如有效吸痰、超声雾化。

2. 根据痰培养或血中的细菌检查结果,选择合适的药物,一般为静脉给药,也可同时雾化吸入抗生素。

3. 卧床患者给予床上肢体被动运动、定时翻身、叩背,鼓励清醒患者充分深呼吸和咳嗽,以伸展肺的不活动部分。

4. 维持肺内残气量,保证充分氧合,在病情允许的情况下给予床头抬高 30° 以上。

5. 正确喂养,预防误吸及相关性肺炎的发生。

6. 做好有关器具(如氧气湿化瓶、超声雾化器等)的消毒。

7. 护理人员注意手部卫生。

8. 应用振动排痰仪辅助排痰流程见图 2-8。

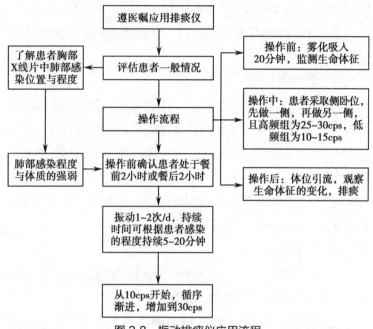

图 2-8　振动排痰仪应用流程

9. 长期卧床患者合理给予体位引流,根据需要治疗的病变部位选择适合的体位。肺部深处的黏液单靠咳嗽、气道吸引等方法是不能排除的。体位引流可减少痰液在肺内气管的蓄积,将感染的肺部置于高位,蓄积的黏液将从细支气管流向大的支气管,在大支气管中,黏痰刺激咳嗽中枢,引发有效的咳嗽从而排除痰液。因此,体位引流在临床有较好的排痰效果。操作时,可根据胸部 X 线片结果发现需要治疗的部位,病变广泛者可能需要多种引流方式,才能达到最佳效果。体位引流操作流程见图 2-9。

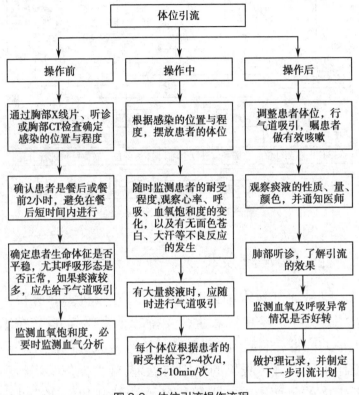

图 2-9　体位引流操作流程

10. 肺部感染严重的患者给予胸肺部综合护理,具体流程见图 2-10。

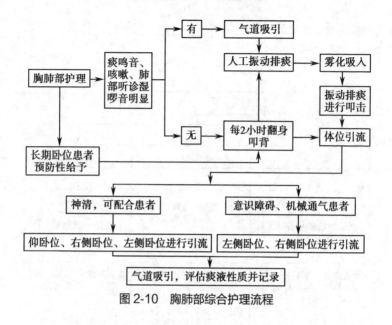

图 2-10 胸肺部综合护理流程

四、机械通气技术

机械通气技术中最常用到的是呼吸机。呼吸机的应用是给予脑卒中患者生命支持的重要环节,操作技术水平的高低,直接影响到患者的治疗效果。因此在护理工作中要做好呼吸机的使用与管理,减少操作不当给患者带来的负面影响。中枢神经系统抑制和代谢性碱中毒是引起通气驱动下降的最常见的原因,这属于呼吸肌泵衰竭,由神经肌肉活动能力降低和呼吸肌泵负荷增加所致,其常见的原因有神经损伤、中枢代谢性脑病或药物、营养不良等。因此针对此类患者使用机械通气时,不但要保证通气与肺充分膨胀,还要提高呼吸机操作的技术水平。

（一）目的

1. 纠正低氧血症。

2. 纠正急性呼吸性酸中毒。

3. 缓解呼吸窘迫。

4. 防止和改善肺不张。

5. 防止和改善呼吸肌疲劳。

6. 保证镇静药与肌松药使用的安全性。

7. 减少全身和心肌氧耗。

8. 通过控制性的过度通气，降低颅内压。

9. 促进胸壁的稳定。

（二）适应证

1. 由呼吸停止或通气不足所致的急性缺氧和二氧化碳气体交换障碍。

2. 严重低氧血症。

3. 暂时过度通气，以降低颅内压，或在严重代谢性酸中毒时增加呼吸代偿。

4. 在某些神经、肌肉疾病中，由于肺活量受限，无法产生有效的自主呼吸，可应用机械呼吸，增加通气，以避免肺不张和分泌物的滞留。

（三）禁忌证

随着技术的进步，目前似乎不存在绝对的禁忌证，只是在某些特殊情况下必须先行必要的处理才能进行呼吸机的治疗或采用特殊的机械通气方式，可视为相对禁忌证。

1. 已发生气压伤，如气胸、血气胸、纵隔气肿的患者，应用正压通气后，可导致张力性气胸而危及生命。

但是,如果先放置胸腔引流管,则可照常进行。

2. 患肺大疱或多次发生自发性气胸的患者。

3. 大咯血或重症播散性结核的患者。

4. 低血流量和休克的患者。

5. 急性心肌梗死时因增加心脏负荷不宜使用呼吸机。

(四)操作准备及流程

1. 患者准备:①针对有禁忌证的患者给予相应处理后,再应用呼吸机,以防发生意外;②建立合理和必要的人工气道;③对意识清楚的患者,一定要做好解释工作,以减轻其心理负担,取得较好的配合。

2. 呼吸机构成及使用前准备

(1)呼吸机构成:主要由四部分构成。①气源部分:中心压缩空气、氧气;②主机部分:由氧气管道、压缩空气管道、电源线、支架等组成;③湿化和雾化装置:由加温加湿器、过滤纸、灭菌注射用水、雾化管道等组成;④外部管道:包括与患者连接的气管插管或面罩、螺纹管、集水瓶等。

(2)使用前准备:①检查呼吸机是否处于备用状态;②安装并检查呼吸机各个部件,包括检查外部管道、气源部分,给湿化和雾化装置加水,调节温湿程度与支架的角度和长度;③接通电源并打开空气压缩机、氧气、主机等装置。

3. **操作流程**(图2-11)

(1)将备用状态的呼吸机推到患者床旁,连接好主机、中心压缩空气、氧气、湿化和雾化装置、呼吸机外部管道、管道支架的固定等连接装置。

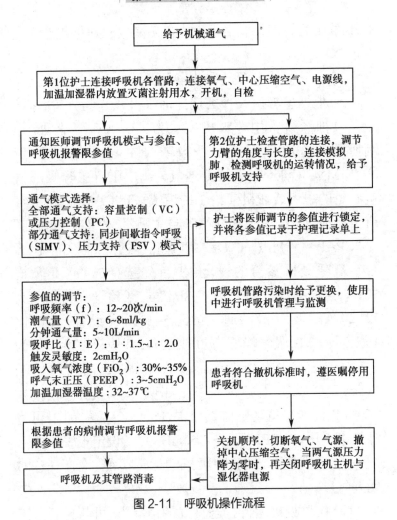

图2-11 呼吸机操作流程

（2）呼吸机外部管道按照送气、呼气的顺序连接好后，放于呼吸机的支架上，检查湿化罐的水位。

（3）使用前需再次检查呼吸机安装是否正确，电源是否连接，气源是否连接；校对流量传感器与氧电池；呼吸机外部管道的连接是否正确、有无漏气；呼吸机送气是否正常。

（4）打开机器电源及湿化器开关。

（5）根据患者疾病种类选择通气模式并调节参数。

1）神经科常用呼吸机模式为：①"A/C"（辅助/控制呼吸），适用于无自主呼吸或自主呼吸弱的患者；②"SIMV"（同步间歇指令通气），适用于自主呼吸通气量不足的患者或撤机前给予的模式；③"CPAP"（持续气道正压通气），适用于辅助患者自主呼吸，改善低氧血症；④"CPAP"＋"PSV"（双水平气道正压通气），同 CPAP。

2）呼吸机参值的设定：①首先选择成人/儿童模式；②预设潮气量（Vt）为 6~8ml/kg；③预设呼吸频率为 12~20 次/分，每分钟通气量为 5~10L；④设置吸/呼比 1：1.5~1：2.0，吸气峰压为 30cmH$_2$O；⑤吸氧浓度设定为 30%~60%；⑥根据患者的需要设定 PEEP，常规可给予 1~5cmH$_2$O 以防止肺泡萎缩；如吸入氧气浓度（FiO$_2$）>60% 仍不能维持动脉血氧分压（PaO$_2$）在正常范围，可将呼气末正压（PEEP）调至 5~15cmH$_2$O；⑦设定报警参数。

（6）接模拟肺，试验呼吸机的运行情况，检查气道有无漏气。

（7）在呼吸机运行状态良好的情况下，可与患者人工气道连接，并根据患者机械通气的一般状况、生命体征、肺功能、循环功能、气体交换等指标进行动态监测，防止并发症的发生。

（8）听诊双肺呼吸音，检查通气效果。给予机械通气后，可根据患者的情况给予血气分析检查。

(9)撤机后,应先关闭氧气气源,再关闭空气压缩机电源,待两种气源压力降为零时,再关闭主机电源与湿化器电源。撤下的管道与湿化器一同进行消毒。

(五) 注意事项

1. 呼吸机使用过程中,集水瓶应始终放置在外部管道的最低处,并随时倾倒冷凝水,避免其返流入机器或患者的气道内,引起感染与误吸。

2. 随时添加湿化罐内的蒸馏水,使之保持在标准刻度处。

3. 每班要观察患者吸入气(加温加湿罐)的温度,应保持在 32~36℃,避免温度过高而烫伤或灼伤患者呼吸道黏膜,温度过低,影响患者呼吸道的湿化作用。

4. 调节呼吸机管道、协助患者更换卧位及更换呼吸机管道时,注意保护外部管道,防止牵拉导管,以防管道脱出。

5. 每日要冲洗压缩机与呼吸机上的过滤网。

6. 呼吸机外部管道污染时给予更换,更换时注意湿化罐的消毒与过滤纸的更换。

7. 呼吸机工作 1 000 小时,应进行全面的检修与维护,保证仪器的使用寿命。

8. **监测要点**

(1)一般情况观察:包括生命体征,意识,皮肤黏膜的色泽、温度、湿度等,胸廓扩张程度,呼吸音改变,动脉血气分析,血液生化、电解质监测,血流动力学监测等。

(2)特殊体征的识别:如吸气时颈肌收缩明显,提示呼吸用力,呼吸耗能过大;呼气时腹肌张力增加,提示膈肌反向运动、呼吸肌疲劳;呼吸节律不规则及短暂停顿,提示呼吸中枢受累。

(3)呼吸机通气状态的监测:定时检查呼吸机设定的参数和工作状态,同时应严密监测患者的实际通气状态。

(4)呼吸机报警常见原因:患者气道或全身状况的改变,如气管痉挛、痰栓阻塞、肺不张等;呼吸机或管道故障,如呼吸机管道漏气、导管位置不当等;呼吸机参数设定不当,如流量设定过高或过低、灵敏度设置不当等。

五、深静脉血栓的监测与护理

(一) 概念

深静脉血栓(deep venous thrombosis,DVT)是血液在深静脉内不正常凝结引起的静脉回流障碍性疾病。任何可以导致静脉血流淤滞、血管内皮损伤和血液高凝状态的因素均为深静脉血栓形成的危险因素。

(二) 监测内容

1. 观察有无一侧肢体突发肿胀(用卷尺精确测量患肢,并与健侧肢体对照)。

2. 观察有无局部疼痛,行走时情况是否加剧。

3. **直腿伸踝试验**(Homan 征) 将足向背侧急剧弯曲时,可引起小腿肌肉深部疼痛,提示阳性,由腓肠肌及比目鱼肌被动伸长时,刺激小腿静脉血栓引起。

4. **压迫腓肠试验**(Neuhof 征) 压迫小腿后侧肌

群,引起局部疼痛,提示阳性。

5. 观察有无浅静脉显露或曲张,这是由于深静脉阻塞引起浅静脉压升高造成。

6. 观察有无呼吸困难、呼吸急促、发绀、胸痛、咳喘、咯血、心率加快等肺栓塞的表现。

7. 注意事项

(1)病危患者只能床旁做诊断性检查,可以考虑不立即行 CT 检查。

(2)经食管超声心动图检查对相当部分的右心室负荷过重的肺栓塞患者可以检测到肺动脉血栓,CT 肺动脉造影可以最终确诊。

8. 高危疑似肺栓塞的诊断流程见图 2-12。

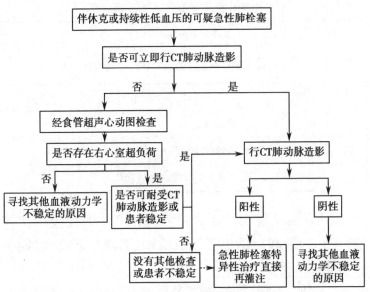

图 2-12 高危疑似肺栓塞的诊断流程

（三）护理

1. 预防

（1）在患者入院 24 小时内完成 DVT 风险评估,并在患者病情变化时动态复评。

（2）根据深静脉血栓风险评估结果,选择相应等级的预防措施（表 2-8、表 2-9）。

表 2-8　深静脉血栓主要预防措施

预防措施	具体内容
基本预防	加强健康教育；注意活动
机械预防	间歇性充气加压装置,包括间歇性充气加压泵与足底静脉泵
药物预防	低分子量肝素、普通肝素、口服抗凝药物等

表 2-9　脑卒中深静脉血栓预防措施选择

风险等级	预防措施
低危	机械预防
中危	药物预防或机械预防
高危	药物预防和 / 或机械预防

（3）有活动能力的卧床患者每 1~2 小时变换一次体位,正确指导和协助患者床上活动,如踝泵运动、股四头肌功能锻炼等。

（4）病情平稳后,鼓励患者早期下床活动及进行功能锻炼。

(5)推荐急性脑卒中无活动能力的患者使用间歇性充气加压装置预防 DVT，不推荐弹力袜；患侧肢体无法或不宜应用机械预防措施者，可在对侧肢体实施。

(6)禁用或慎用机械预防措施的情况：①充血性心力衰竭、肺水肿或下肢严重水肿；②下肢 DVT 形成、肺栓塞发生或血栓(性)静脉炎；③下肢局部异常(如皮炎、坏疽、近期接受皮肤移植手术)；④下肢严重动脉硬化或狭窄，其他缺血性血管病(糖尿病性等)及下肢严重畸形等。

(7)间歇式充气压力泵使用注意事项：①使用前向患者及其家属提供机械性预防的必要性和不良反应等信息；②小腿部分气囊置于患者小腿腓肠肌的位置，松紧以留有两个手指的空间为宜；③治疗结束收纳护套时气囊切记不要折叠；④使用及结束时均应观察所治疗肢体的血运、皮肤色泽、温度等，以及有无胸闷、呼吸困难、发绀等肺栓塞相关症状；⑤医疗条件允许下，建议使用时间 ≥ 18h/d。

(8)药物预防时应确保给药剂量准确，用药期间做好患者用药健康指导，密切观察患者有无出血倾向和过敏反应(如寒颤、发热、荨麻疹等)；遵医嘱定期监测凝血及肝、肾功能等。

(9)建议患者改善生活方式，如戒烟、戒酒、控制血糖及血脂等。

(10)患者出现下肢肿胀、疼痛、皮肤温度和色泽变化及感觉异常、明显不对称性水肿(两侧周径差值 ≥ 3cm)、不明原因的活动后胸闷气短、晕厥等，嘱患者卧床并及时告知医师。

2. 处理

(1)急性期绝对卧床,患肢抬高至高于心脏 20~30cm 水平处,以促进静脉血回流,观察疼痛变化,患肢禁止热敷、按摩,以免血栓脱落。

(2)定时、定位测量肢体周径,一般选距离髌骨上、下缘各 10cm 处测量,固定测量部位以便进行对比。

(3)溶栓治疗与使用抗凝药物时,应关注患者的凝血功能、全身与局部出血情况,避免外伤,应用软毛牙刷刷牙。

(4)下腔静脉滤器置入术及溶栓前、后护理。

1)术前准备:协助完善检查及术前相关准备;指导患者练习床上排尿、排便;手术当天可少量进流食,需避免进食致腹胀食物,如豆制品、糖等。

2)术后护理

A. 病情观察:术后监测患者的心率、血压、呼吸、血氧饱和度等;重点观察有无咳嗽、咯血、呼吸困难、胸闷、胸痛等肺栓塞症状。

B. 术后遵医嘱压迫穿刺部位,观察局部有无渗血、血肿等;股静脉穿刺须注意下肢远端动脉搏动及皮肤温度、颜色;病情允许的情况下,鼓励患者进行踝泵运动或早期下床活动。

C. 术后患者取平卧位,患肢制动 8 小时,卧床 24 小时,每日测双下肢皮肤温度及周径,观察肌张力,肢体皮肤颜色、温度、血供、感觉,以及动脉搏动等情况。

D. 机械血栓抽吸术后监测每小时尿量、尿液性状、尿液颜色、肾功能、肌酐及血色素。

六、营养状态的评估和肠内营养支持技术

评估患者的营养状态,判断是否存在营养不良及其程度,计算各种营养素的需要量,是制定营养治疗计划的依据,也是监测营养治疗效果的指标。

(一) 营养评定

1. 饮食评估　了解饮食种类、摄入量、进食方式及时间长短和规律性、食欲、饮食喜好、影响进食的因素、胃肠道症状等。

2. 身体评估

(1) 观察患者的体型(消瘦、肥胖、健壮等)、面色、皮肤、头发的光泽、指甲、牙齿等,这些方面可在一定程度上反映患者的营养状况。

(2) 根据体重指数(body mass index, BMI)对营养状态进行判定(表2-10)。

表2-10　体重指数判定营养状态

计算公式	结果判定
BMI(kg/m^2)=体重(kg)/身高$^2(m^2)$	混合营养不良Ⅰ级,BMI值为17.0~18.4kg/m^2 混合营养不良Ⅱ级,BMI值为16.0~16.9kg/m^2 混合营养不良Ⅲ级,BMI值<16.0kg/m^2

(3) 根据皮褶厚度对营养状态进行判定:皮褶厚度又称为皮下脂肪厚度,最常测量的部位是三头肌(表2-11)。

表2-11 皮褶厚度测量

测量方法	结果判定
1. 三头肌皮褶厚度(triceps skinfold thickness,TSF)测定:上臂自然下垂,取上臂肩胛骨喙突至尺骨鹰嘴中点上方2cm处,测定者以左手拇指与示指将皮肤连同皮下脂肪捏起成皱褶,捏起处两边皮肤对称,用压力为 10g/mm² 的皮褶厚度计测定	正常:男性为 8.3mm,女性为 15.3mm,实测值大于正常值的 90% 轻度亏损:80%~90% 中度亏损:60%~80% 重度亏损:<60%
2. 肩胛下皮褶厚度测定:上臂自然下垂,取肩胛骨下角约2cm处,测定方法同上	正常:男性为 10~40mm;女性为 20~50mm 消瘦:男性 <10mm;女性 <20mm

(4)上臂围(arm circumference,AC)、上臂肌围(arm muscle circumference,AMC)测定见表2-12。

表2-12 上臂围、上臂肌围测定

测量方法	结果判定
计算公式:AMC(cm)=AC(cm)–TSF(cm)×3.14 上臂自然下垂,取上臂中点,用软尺测量	理想值:男性为 24.8mm,女性为 21.0mm 正常:大于理想值的 90% 轻度营养不良:理想值的 80%~90% 中度营养不良:理想值的 60%~80% 重度营养不良:小于理想值的 60%

3. **生化评估** 生化评估是通过测量血、尿中某些营养素或其他代谢产物的含量客观地反映人的营养状态,如血糖测定、血红蛋白测定、血清蛋白测定(表2-13)等。

表 2-13　血清蛋白测定

血清蛋白	正常值 /g·L^{-1}	半衰期	临床意义
白蛋白	35~50	18~20 天	反映严重、长久的内脏蛋白缺乏
转铁蛋白	2.6~4.3	8~9 天	反映短期内脏蛋白缺乏
前白蛋白	0.2~0.4	2~3 天	反映 1 周内饥饿
视黄醇结合蛋白	0.372 ± 0.007	12 小时	反映 1 周内饥饿
纤维结合蛋白	1.82 ± 0.16	4~24 小时	反映 1 周内饥饿

4. 体液状态的评估

(1)患者液体出入量的评估：准确计算出入量，评估其是否平衡。

(2)对影响体液疾病的评估：有无肝肾疾病、妊娠等(引起体液过多)；有无尿崩症、糖尿病(排尿过多)；有无腹泻、呕吐、大汗、高热、烧伤、出血等(体液丢失过多)；有无胃肠道梗阻(摄入不足)等。

(3)社会心理因素的评估：有无影响水摄入的情绪等因素。

(4)一般检查：评估患者皮肤、黏膜、眼窝等有无水肿或干燥；测量生命体征、体重；评估颈静脉充盈度等。

(5)实验室检查：观察尿色，测量尿量、尿比重、血细胞比容、血清钠等。

（二）营养支持

脑卒中患者如果存在意识障碍、颅内压增高、延髓麻痹、急性应激性胃黏膜病变、并发感染及呼吸机治疗等,常常使营养代谢功能发生变化。脑卒中后营养不良的发生率为 18.0%~45.3%,是导致脑卒中后不良结局的重要原因。据文献报道,营养状态与脑卒中患者的长期临床结局相关,为避免患者出现营养不良,应早期对营养代谢功能进行监测,以便早期予以合理的支持与干预。

1. 营养支持方法的选择　根据患者的具体情况和支持时间的长短进行综合考虑。肠内营养与肠外营养间应优先选择肠内营养;周围静脉和经中心静脉营养相比,应优先选择周围静脉。

2. 肠内营养输注方式的选择

（1）短期（≤4周）肠内营养患者首选鼻胃管喂养;不耐受鼻胃管喂养或有反流和误吸的高风险患者选择鼻肠管喂养。

（2）长期（>4周）肠内营养患者在有条件的情况下,选择经皮内镜下胃造口术（percutaneous endoscopic gastrostomy,PEG）喂养。

3. 肠内营养操作要点

（1）体位:建议患者头部抬高 30°~45°,可以减少误吸和吸入性肺炎的发生。

（2）需求量:从少到多,即首日 500ml,尽早（2~5 天内）达到全量。依据体重指数计算患者需求量（表2-14）。

表2-14　依据体重指数计算患者需求量

体重指数 /kg·m^{-2}	需求量
BMI ≤ 30	104.6~125.6kJ（25~30kcal）/［kg（真实体重）·d］
30<BMI ≤ 50	46.0~58.6kJ（11~14kcal）/［kg（真实体重）·d］（如需使用理想体重，参照 BMI>50kg/m^2 的患者）
BMI>50	92.1~104.6kJ（22~25kcal）/［kg（真实体重）·d］

（3）速度：目前认为，当患者处于重症状态时可考虑以低剂量起始喂养［41.8~83.7kJ/h（10~20kcal/h）或2 092kJ/d（500kcal/d）］。不同疾病或特殊病理状态，可根据喂养的耐受性调整喂养速度。神经重症患者，24 小时后可上调至 80~100ml/h；耐受性偏差者（如老年患者），后续喂养过程中的上调速度可根据肠内营养（enteral nutrition，EN）的耐受情况谨慎调整，5~7 天逐渐达到目标喂养量。对于因喂养不耐受导致入住 ICU 7~10 天仍未达 60% 目标喂养量者，建议补充肠外营养。

（4）管道管理：每 4 小时用 20~30ml 温水冲洗管道一次，每次中断输注或给药前后用 20~30ml 温水冲洗管道。

4. 肠内营养支持的监测

（1）体重：每周测量体重 1 次。

（2）血糖：应在入 ICU 或启动肠内营养支持时开始测量血糖，通常前 2 天至少需每 4 小时检测 1 次。对血糖增高患者应根据血糖变化，调整营养制剂输注速度及胰岛素输注剂量。当血糖水平超过 10mmol/L 时，可予胰岛素治疗，初始阶段每 1~2 小时检测血糖 1 次，血糖稳定后每 4 小时检测 1 次血糖。血糖正常患者,每周检测血糖 1~3 次。急性脑卒中患者血糖控制目标为 <10mmol/L。危重症患者血糖控制目标为 ≤ 8.3mmol/L,注意避免低血糖的发生。

(3)血脂:危重症患者每周检测血脂 1 次。缺血性脑卒中和 TIA 患者血脂增高时,采用强化他汀类调脂药物治疗,药物治疗 2 周后复查。

(4)血清蛋白:血清蛋白正常的患者每周至少检测 1 次,特别注意前白蛋白的变化。血清白蛋白 <25g/L 时,可输注人血白蛋白。

(5)液体出入量:每天记录液体出入量。

(6)血清电解质和肾功能:在给予肠内营养支持前 1 周内,至少每天测一次电解质(钾、镁、磷);正常患者每周检测 1~3 次,异常患者至少每天检测 1 次。

(7)消化道症状:每 4 小时记录恶心、呕吐、腹胀、腹泻、呕血、便血等症状、体征 1 次。

(8)鼻胃管深度:交接班时及每次鼻饲之前均应检查鼻胃管深度。正常情况下,从鼻尖到耳垂,再从耳垂到剑突的距离为 44~55cm。

(9)胃残留液:每 4 小时进行 1 次检测。

5. 鼻饲喂养预防误吸的护理

(1)进行鼻饲喂养前检查并评估胃管的位置、深度、胃内潴留量。

(2)鼻饲卧位:平卧、床头角度过低会增加反流物流入呼吸道的机会。有文献报道,床头抬高 30°~45° 是减少反流的最佳体位。

(3)定时监测胃内残留量,以免由于胃内残留量大引起反流误吸。如胃内残留量<150ml,则可按喂养流程考虑加量或维持原量;如胃内残留量在150~250ml,建议酌情减量;如胃内残留量在250ml以上,则建议暂停肠内营养,重新评估胃肠功能并做相应处理后再行喂养。对于胃内残留量≥150ml的患者,建议可更换中链甘油三酯(medium-chain triglycerides,MCT)含量较高的配方,易于患者吸收,以改善患者耐受性。是否有肠鸣音或排便不应作为添加肠内营养液的常规依据,应以B超观察是否有肠蠕动作为依据。

(4)吸痰诱发的呕吐:在鼻饲前进行翻身、叩背、吸痰,清理呼吸道后再进行鼻饲,以避免鼻饲过程中吸痰诱发患者呕吐。每次吸痰前应关闭营养液,吸痰后认真观察口咽部情况,牙关紧闭者吸痰后更应注意观察,用开口器协助。另外,观察吸出的分泌物有无胃内容物,若有应及时吸出,并将床头角度升高,保证食物在消化道的正常运行方向。

(5)鼻饲管道固定:可采用黏性好的胶布、结合棉线(受力部位注意加衬垫保护皮肤)、可调节固定带等多种固定方式固定胃管。脱管的预防及处理见图2-13。

(6)鼻饲胃管盘入口腔:意识不清或神经功能障碍的患者存在吞咽障碍,有时因患者咳嗽、呕吐、呃逆等反应,造成胃管卷曲后末端进入食管或口腔,灌注食物时会引起误吸,因此护士在鼻饲前要检查胃管的位置,确定胃管末端位置后再进行鼻饲。

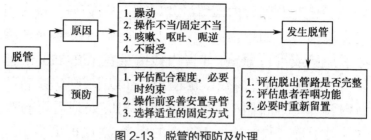

图 2-13 脱管的预防及处理

（7）鼻饲速度：营养液输注的速度和容量明显影响胃内压力，输注过快易产生误吸，每日鼻饲营养液的量过多易产生呕吐、误吸。因此临床应掌握鼻饲营养液的量及速度，使用匀速重力滴入或营养泵泵入。

6. 误吸发生后的急救及护理

（1）误吸急救流程见图 2-14。

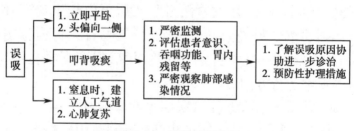

图 2-14 误吸急救流程

（2）误吸后的病情观察：①监测心率、呼吸、血氧饱和度、呼吸机模式等是否正常；②监测患者咳嗽、咳痰、痰液黏稠度及听诊肺部啰音情况，遵医嘱应用抗生素，加强胸部护理；③腹胀及大便的观察。

（3）吸入性肺炎的肺部护理：①体位引流；②叩背机与人工交替叩背排痰；③雾化吸入（遵医嘱）。

(4)误吸后的鼻饲喂养:①改用鼻肠管鼻饲;②遵医嘱应用促胃动力药物;③改为持续营养泵输注的鼻饲喂养方法,根据每次检测的胃内残余量,遵医嘱调整鼻饲营养液的量及速度。

(5)遵医嘱按时给予抗生素治疗。

7. 鼻饲肠内营养支持的其他并发症及护理

(1)呕吐和腹胀:减慢输注速度和/或减少输注总量,同时寻找原因并对症处理,仍不缓解时改为肠外营养。呕吐的预防和处理见图 2-15。

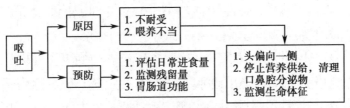

图 2-15 呕吐的预防及处理

(2)腹泻(稀便多于每天 3 次或稀便大于每天 200g):减慢输注速度和/或减少输注总量,予以等渗营养配方,严格无菌操作,注意抗生素相关腹泻的诊断、鉴别诊断和治疗。肠内营养初期胃肠道易激惹,是腹泻的好发时期,且禁食越久,肠内黏膜萎缩越重,越易引起吸收不良导致腹泻。出现营养相关性腹泻时首先应确认管饲温度是否太低(建议 37℃左右)、确认营养液和喂养管是否存在污染;然后应减低输注速度;确认配方渗透压是否过高[>901kPa(350mOsm/L)],肠道正常渗透压为 327~919kPa(127~357mOsm/L),可考虑选用含有膳食纤维的配方。对于存在严重肠蠕动障碍伴持续性腹泻的患者,可采用预消化型短肽制剂。行幽门后喂养的患者,在调整管饲营养量的同时,要辅以肠外营养,以满足总能量和蛋白摄入的需求。

(3)便秘:加强补充水分,选用含有不可溶性膳食纤维营养配方,必要时予以通便药物、低压灌肠或其他排便措施。

(4)上消化道出血(隐性试验阳性):临床加用质子泵抑制剂。血性胃内容物 <100ml 时,继续全量全速或全量减速(20~50ml/h)喂养,每天检测胃液隐血试验 1 次,直至 2 次正常;血性胃内容物 >100ml 时,暂停喂养,必要时改为肠外营养(D 级推荐)。

以上并发症中腹泻是肠内营养支持过程中最常见的并发症,包括渗出性腹泻、渗透性腹泻、分泌性腹泻、动力性腹泻和吸收不良性腹泻。此外,抗感染治疗过程中应特别注意与抗生素相关的腹泻,其常与上述类型腹泻混淆或并存。

(5)堵管的预防及护理流程见图 2-16。

8. 经皮内镜胃造瘘术(PEG)行肠内营养 PEG 适用于对各种原因引起长期吞咽或进食困难而胃肠功能正常的患者进行行肠内营养,护理方式如下。

(1)术前护理:①告之术中可能出现恶心、腹痛、腹胀等不适,可以通过深呼吸缓解,向其介绍配合医师置管的方法,以消除其紧张、恐惧心理;②术前禁食 8~12 小时,可给予镇静药(地西泮或哌替啶);③有活动性义齿的患者,术前由护士取下并妥善保管。置管前 1 小时遵医嘱给予抗生素静脉滴注。

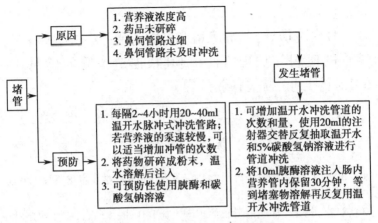

图 2-16　堵管的预防及护理流程

（2）置管后护理

1）PEG 喂饲的护理：术后 24 小时开始从造瘘口注入 50ml 生理盐水，4 小时后再注入 50ml，如无不适，可给营养液，从 100ml 到 300ml，从低浓度到高浓度，从慢到快。每次最大灌注量为 300ml，其中营养液 250ml，生理盐水或温开水 50ml，每 4~6 小时 1 次。

2）PEG 管周围皮肤的护理：定时注意观察造瘘口周围的情况，如有无红、肿、热、痛及胃内容物渗漏，保持造瘘口周围皮肤清洁、干燥，防止感染。每日用 2% 碘伏消毒造瘘口 2 次，用无菌纱布遮盖后用胶布固定。

3）PEG 导管的护理：①妥善固定，严防导管脱落，向患者及其家属说明保护导管的重要性；②保持导管通畅，每次灌注营养液后用温开水冲洗导管，如需喂饲药物，必须充分捣碎溶解后方可注入，并用温开水冲洗导管。

4）出院指导：指导家属和神志清醒的患者掌握 PEG 导管的使用和护理方法，嘱其根据造瘘管的情况，每 6~12 个月到医院更换新的导管。

（王　军　曹闻亚　阮　征）

参 考 文 献

［1］王忠诚.王忠诚神经外科学 [M].武汉：湖北科学技术出版社，2015：73-74.

［2］刘芳，杨莘.神经内科重症护理手册 [M].北京：人民卫生出版社，2017.

［3］胡月琴，章正福.内科护理学 [M].南京：东南大学出版社，2015：358.

［4］周继如.实用临床神经病学 [M].北京：科学技术文献出版社，2015：1482.

［5］陈孝平，汪建平.外科学 [M].8 版.北京：人民卫生出版社，2013：518-521.

［6］邵翔，甄凯元，雷洁萍.2018 版中国《肺血栓栓塞症诊治与预防指南》解读之六：静脉血栓栓塞症预防策略 [J].中国实用内科杂志，2018，38 (11)：1027-1029.

［7］NTAIOS G, BORNSTEIN N M, CASO V, et al. European Stroke Organisation. The European Stroke Organisation Guidelines: a standard operating procedure [J]. Int J Stroke, 2015, 10 (Suppl A100): 128-135.

［8］刘婷，赵顺莹，王灵聪，等.脑出血患者静脉血栓栓塞机械预防的证据总结 [J].中华护理杂志，2019，54 (6)：935-939.

［9］KEARON C, AKL E A, ORNELSA J, et al. Antithrombotic the herapy for VTE disease: Chest guideline and expert panel report [J]. Chest, 2016, 149 (2): 315-352.

［10］中华医学会创伤学分会神经创伤专业学组.颅脑创伤患者肠内营养管理流程中国专家共识 (2019)[J].中华创伤杂志，2019，35 (3)：193-198.

［11］MCCLAVE S A, TAYLOR B E, MARTINDALE R G, et al. Guidelines for the provision and assessment of nutrition support therapy in the adult critically ill patient: society of critical care medicine (SCCM) and

American society for parenteral and enteral nutrition (A. S. P. E. N.)[J]. JPEN I Parenter Enteral Nutr, 2016, 40 (2): 159-211.

[12] SILVIA C, MATEU C, ROSA M, et al. Oropharyngeal dysphagia is a prevalent risk factor for malnutrition in a cohort of older patients admitted with an acute disease to a general hospital [J]. Clinical nutrition, 2015, 34 (3): 436-442.

第四节 卒中中心标准化护理

脑卒中患者由于病变部位和疾病程度的不同,都会不同程度地出现运动功能、感觉功能、语言功能、吞咽功能、排泄功能、生活自理能力等方面的损害、障碍或缺陷,本节分别从十二个方面介绍卒中中心的护理程序,以提高护理服务质量,保障护理安全。

一、短暂性脑缺血发作的评估与护理

(一) 评估内容

评估短暂性脑缺血发作(TIA)患者是否存在脑或视网膜功能障碍,表现如眩晕、黑矇等,以及发作持续时间及其他伴随症状。

(二) 临床观察

观察发作原因、频次、规律、发作时临床症状及有无神经功能缺损体征、基础生命体征。

(三) 护理措施

1. 入院时,首先对患者进行护理评估,包括一般资料、患者的一般情况、专科护理内容。密切观察患者生命体征变化,根据评估结果遵医嘱及时给予相应的护理措施。

2. 住院期间用药方面的护理　遵医嘱用药,合理控制血压、血糖、血脂等;首次用药前做好用药指导,密切观察药物的副作用(如有胃肠道反应及出血),发现异常情况应及时通知医师处理。

3. 密切观察病情变化　观察患者发作频次和每次持续的时间,并及时记录;观察患者在住院期间是否出现新的症状和体征,并指导患者及其家属及时汇报沟通,部分患者可能发展为脑梗死,因此,需要准备溶栓相关工作。

4. 加强健康宣教,嘱患者摄入清淡易消化饮食及高膳食纤维食物,指导患者科学合理进食。根据患者的危险因素进行有效的健康教育并予以指导。

5. 介入治疗患者护理详见本章第五节相关内容。

6. 出院时,告知患者做好危险因素的控制与管理,当出现新发症状时应及时就诊,做好出院前的指导工作。

(四)短暂性脑缺血发作急救流程

短暂性脑缺血发作急救流程详见图 2-17。

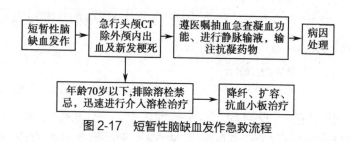

图 2-17　短暂性脑缺血发作急救流程

二、缺血性脑卒中的评估与护理

(一) 评估内容

评估患者家族史、既往史、起病情况、危险因素、神经功能、生活方式、心理 - 社会状况、精神状态、皮肤及营养等全身状况。

(二) 临床观察

密切观察患者的意识、瞳孔、生命体征变化,有无头痛、恶心、喷射样呕吐,肢体瘫痪、失语等神经功能缺失是否进行性加重。

(三) 护理措施

1. 入院时,密切观察生命体征变化,进行基础信息、一般资料、专科评估情况等的收集。根据评估结果遵医嘱及时给予相应的护理措施。

2. 住院期间,急性期嘱患者卧床休息,勤翻身,床上多活动,防止皮肤压力性损伤及深静脉血栓的形成。加强皮肤、口腔、呼吸道及排便等基础护理,预防各种感染性并发症。有烦躁不安或抽搐者应遵医嘱给予镇静药,并适当约束以保护患者安全。

3. 密切监测体温、脉搏、呼吸、血压等基础生命体征变化,必要时遵医嘱给氧,维持氧饱和度在 94% 以上,观察意识、肢体活动情况,有无颅内压增高等病情变化,若有异常及时通知医师处理,做好护理记录。

4. 急性缺血性脑卒中患者在经口进食或进水前应做好吞咽功能的评估,吞咽困难者在脑卒中早期(最初的7天内)遵医嘱给予鼻饲饮食。原发病为心脏病合并心力衰竭时给予低盐饮食。遵医嘱执行治疗,并给予治疗饮食。

5. 正确执行医嘱,应用抗血小板、抗凝、神经保护、扩容等药物治疗,注意观察用药后的反应。

6. 瘫痪患者可使用体位垫、软枕等辅助用具,遵照摆放原则,适时摆放良肢位。应在病情稳定后尽早进行康复训练,注意循序渐进。

7. 做好心理护理,加强心理指导,避免焦虑、抑郁情绪。指导患者规律作息,保持良好的睡眠、卫生习惯。

8. 介入治疗患者护理详见本章第五节相关内容。

9. 出院时,根据患者病情、文化程度予以针对性指导,做好危险因素的控制、管理及预防用药的宣教,告知患者出现症状时及时就诊。

三、出血性脑卒中的评估与护理

(一)评估内容

评估患者既往史、主要症状;是否遵医嘱使用抗凝、降压等药物;生命体征;有无意识障碍及其程度;有无失语及其失语类型;有无吞咽障碍;有无肢体瘫痪及感觉异常;有无排泄障碍。

(二)临床观察

观察患者有无突然头晕、头痛、恶心、呕吐、失语、意识障碍等表现,有无突然的偏瘫、偏身感觉障碍和偏盲等症状。

(三) 脑出血护理措施

1. 入院时,密切观察患者的生命体征变化,进行一般情况、神经功能情况、各种危险因素的评估及健康资料的收集。根据评估结果给予相应的护理措施,遵医嘱使用相关的仪器设备并进行监测。

2. 急性期嘱患者绝对卧床休息,头部抬高 15°~30°,减少引起颅内压增高的危险因素,如不必要的搬动、便秘、尿潴留、用力咳嗽等,以免加重出血。

3. 保持呼吸道通畅,头偏向一侧,必要时遵医嘱予以吸氧以维持氧饱和度在 94% 以上。

4. 密切观察患者的意识状态、瞳孔、呼吸、血压、体温、脉搏的变化,测量生命体征,若发现脑疝先兆及再出血症状,及时通知医师并配合抢救。

5. 根据医嘱给予降压药物,监测血压变化,防止再次出血或供血不足。根据医嘱合理应用脱水药,注意维持水、电解质和酸碱平衡,监测心、肾功能,准确记录液体出入量。

6. 如体温超过 38℃,配合医师寻找发热原因,遵医嘱使用药物使体温控制在正常范围内,必要时可使用温水擦浴、冰袋、冰帽、降温毯进行物理辅助降温,降低脑代谢和颅内压。

7. 做好心理评估与指导,有针对性地进行心理护理。进行相关健康教育,消除患者及其家属的紧张焦虑感。

8. 介入治疗患者护理详见本章第五节相关内容。

9. 做好健康教育,指导患者摄入清淡易消化饮食,忌辛辣刺激性食物,防止便秘,进食速度要慢,以防呛咳。昏迷或吞咽困难的患者给予鼻饲饮食,鼻饲前应先抽吸胃液,观察有无消化道出血。

10. 密切观察病情,若有剧烈头痛者,及时通知医师,协助医师处理。

11. 偏瘫患者根据皮肤状况每 1~2 小时翻身 1 次。翻身时动作要轻、慢,使用床档,保护患者安全,防止其坠床。

12. 加强基础护理(如皮肤护理、口腔护理、大小便的护理),保持皮肤清洁,预防感染。

13. 恢复期做好康复指导,协助患者进行瘫痪肢体被动运动及语言训练,偏瘫患者的下肢应防止足下垂。

14. 出院时,评估患者的情况,做针对性的出院指导。患者应知晓其危险因素,知晓当出现新的症状时及时就诊,知晓回家后如何用药和何时复诊等事项。

(四)蛛网膜下腔出血护理措施

1. 入院时,密切观察患者的生命体征变化,了解一般情况、神经功能情况、评估各种危险因素,根据评估结果及时给予相应的护理措施。

2. 住院期间,嘱患者绝对卧床休息 4~6 周,减少不必要的搬动。限制探视时间,保持环境安静、无打扰,光线适宜。

3. 密切监测患者的生命体征变化,观察头痛的程度、部位、性质及恶心、呕吐的变化。及时发现脑疝先兆及再出血的症状(如脉缓、瞳孔散大或不等大、呼吸由快变慢、血压升高等),发现异常及时通知医师,做好抢救准备。根据医嘱应用脱水药,注意观察水、电解质平衡情况。

4. 指导头痛患者做缓慢深呼吸及应用引导式想象等方法减轻疼痛。保持室内安静,减少噪声。集中操作,动作须轻柔、熟练。头痛剧烈者,根据医嘱适当给予脱水药、止痛药,以降低颅内压,避免应用抑制呼吸中枢的药物。

5. 密切观察患者的排便情况。便秘者,遵医嘱定期给予缓泻药或灌肠,严禁高压灌肠。尽量卧床排便,排便时嘱患者勿用力过猛。

6. 加强安全管理,加床档以防坠床。翻身时动作要轻,防止扭颈、屈颈。限制探视时间(2~3 周内),保持周围环境的安静。如有癫痫发作(参见本章第三节相关内容),遵医嘱用药。

7. 根据患者的文化程度、年龄、疾病严重程度予以个性化健康教育。

8. 介入治疗患者护理参见本章第五节相关内容。

9. 出院前告知患者不宜参加过重的体力劳动,注意生活规律,保持情绪稳定、排便通畅,出现不适症状时及时就诊。

四、脑卒中患者运动障碍的评估与护理

(一) 概念

患者运动功能的评估包括对其平衡、站立、行走、上肢功能、手运动、精细手活动等能力和全身肌张力的评

价。运动障碍可分为瘫痪、僵硬、不随意运动及共济失调等。

(二) 运动障碍的评估

1. 评估原则

(1) 正确地选择评估方法。

(2) 评估前要向患者说明目的和方法,以消除其不安感。

(3) 对患者的评价要专人专项进行,以保证评价的准确性。

(4) 评估应选择安静无打扰的地方,在患者处于舒适的状态下进行。

(5) 一般要在康复训练前、训练中及训练后进行 3 次检查与测定。

(6) 健侧与患侧进行对照。

2. 评估方法

(1) 肌张力检查:肌张力是指肌肉在静止、松弛的状态下的紧张度。检查时根据肌肉的硬度及关节被动运动时的阻力来判断。常用的肌张力评定分级方法参照修改 Ashworth 肌张力评定分级 (表 2-15)。

(2) 肌力检查:肌力是受试者主动运动时肌肉产生的收缩力。以关节为中心检查肌群的伸、屈力量,或外展、内收、旋前、旋后等功能。检查方法是让患者维持某种姿势,检查者施力使其改变,判断肌力强弱。临床常用肌力分级标准测评肌力,为 0~5 级的 6 级肌力记录法 (表 2-16)。

表 2-15 修改 Ashworth 肌张力评定分级

分级	分级标准
0 级	无肌张力的增加
I 级	肌张力轻度增加,在被动活动肢体时有轻微的阻力,或突然卡住的现象
I + 级	肌张力轻度增加,在被动活动肢体时在 50% 的范围内出现突然卡住的现象并呈现最小的阻力
II 级	肌张力中度增加,在被动活动肢体时有较大的阻力,但受累的关节仍能较容易的被动移动
III 级	肌张力重度增加,在被动活动肢体时比较困难
IV 级	肌张力极度增加,在被动活动肢体时呈现僵直状态而不能动

表 2-16 肌力分级标准

级别	名称	标准	相当于正常肌力的百分比
0	零(zero,0)	不能测知肌肉收缩	0%
1	微缩(trace,T)	有轻微收缩,但不能引起关节活动	10%
2	差(poor,P)	除外重力状态下,能做关节全范围运动	25%
3	尚可(fair,F)	能抗重力做关节全范围运动,但不能抗阻力	50%
4	良好(good,G)	能抗重力、抗一定阻力运动	75%
5	正常(normal,N)	能抗重力、抗充分阻力运动	100%

(三) 护理措施

1. 帮助患者恢复其功能,预防因运动障碍、长期卧床带来的并发症及危险。

(1)防止瘫痪肢体失用性综合征的发生:发病早期即给予良肢位摆放,防止肩关节、髋关节外展及足下垂等并发症的发生。

(2)在恢复期做好患肢的被动、主动功能训练,步态训练,以利于肢体功能的恢复(详见第三章第六节相关内容)。

2. 保证皮肤的完整性,防止压力性损伤的发生。按照 Braden 评分量表定时评估压力性损伤的危险程度,并采取相应措施(详见本章第二节相关内容)。

3. 保证患者的安全,防止坠床、跌倒。当患者有四肢瘫时使用床档,肢体无力但能行走时需护士或护理员陪伴,准备防滑鞋。床、椅、坐便器高度要合适,备扶手。环境宽敞明亮,地面干燥平整,防湿、防滑。

4. **其他** 可使用间歇气动压力装置预防深静脉血栓形成及肺栓塞;尿潴留给予留置导尿;便秘者给予对症处理。

五、脑卒中患者感觉障碍的评估与护理

(一) 概念

感觉障碍是指机体对各种形式的刺激(如痛、温、触、压、位置、振动等)无感知、感知减退或异常的综合征。感觉障碍分为内脏感觉、一般感觉和特殊感觉,一般感觉又包括浅感觉、深感觉和复合感觉。

（二）评估内容

评估感觉障碍的分布、性质、程度、频度；是发作性还是持续性；症状加重或减轻的因素；注意患者主诉是否有感觉消退或消失、是否有感觉增强、是否有异物感或疼痛、是否有麻木。

（三）护理措施

1. 保证患者的安全 外出活动要专人看护,活动区域要保持平整安全,避免患者接触利器,饮食温度要适宜,防止患者受伤。感觉障碍的肢体应注意保暖,但最好不要用热水袋,以防止患者烫伤。对感觉敏感的患者,尽量减少不必要的刺激,使用冰袋物理降温时应避免接触感觉障碍的肢体。对输液部位要勤观察,以防止药液外渗而患者无反应。

2. 加强皮肤护理 感觉障碍的肢体要防止受压或机械性刺激。要保持皮肤的清洁、干燥。保持床单位清洁、干燥、无渣屑,每天最少扫床 2 次。

3. 加强感知觉训练 感知觉训练包括在运动训练中,应建立感觉 - 运动训练一体化的概念。进行肢体的被动运动、按摩、理疗、针灸和各种冷、热、电刺激。

4. 加强心理护理 感觉障碍常常使患者缺乏正确的判断而产生紧张、恐惧心理或烦躁情绪,严重影响患者的运动能力和运动兴趣。应关心、体贴患者,主动协助其日常生活活动;多与患者沟通,取得其信任,使其正确面对,积极配合治疗和训练。

六、脑卒中患者言语障碍的评估与护理

（一）概念

言语障碍是脑卒中的常见症状，失语症是由脑损害所致的语言交流能力障碍；构音障碍则是神经肌肉的器质性病变造成发音器官的肌无力及运动不协调所致。

（二）言语障碍的评估

常用的失语评定量表有波士顿诊断性失语症检查量表、西部失语症检查量表、汉语失语症成套测验、中国康复研究中心汉语标准失语症检查表，均具有较好的信效度，在失语症的不同阶段可以联合使用上述量表进行评估。

构音障碍的评估主要包括对呼吸、共鸣、发声器官、构音器官功能的评估及社会心理评估，主要包括主观评估和客观评估两大方面。客观评估有喉肌电图、电声门图、电子腭位图、气体动力学及声学评估和喉内镜；主观评估主要由有经验的言语治疗师通过听及观察来判断患者是否有构音障碍及构音障碍的严重程度。

（三）护理措施

在脑卒中急性期尽早开展言语功能训练，能有效促进患者的功能康复。护理人员首先评估患者言语障碍的类型及严重程度。根据患者尚保留的语言功能及患者在听、说、读、写方面的缺陷制定针对性的训练。

1. **口语表达康复** 包括言语肌肉运动功能训练和

模仿发音训练,从单音训练到近似音分化训练。结合物品和图画训练名称及词句,可要求患者随检查者复述名称或词句。

2. 听和理解训练困难较大者,训练中可使用非语言替代方法(手势,表情,实物、图画、计算机辅助认知训练系统),训练患者学会唇读法。

3. 向患者教授简单方便的沟通方法,如手势法、实物图片法、文字书写法,向患者解释使用方法,反复教患者使用。

(1)手势法:与患者共同约定手势语,如伸大拇指表示大便,伸小拇指表示小便;张口是吃饭,手掌上、下翻动是翻身;手捂前额表示头痛,手在腹部移动表示腹部不适。除偏瘫或双侧肢体瘫者和理解障碍患者不能应用外,其他失语患者均可应用(表2-17)。

表2-17 规范化手势语

手势	代表意义
伸大拇指	大便
伸小拇指	小便
伸示指	有痰
握空心拳(形如水杯)	口渴
握实心拳(形如重锤)	疼痛
用手拍床	想交流
握笔写字式	想写字

（2）实物图片法：利用一些实物图片，进行简单的思想交流以满足生理需要，解决实际困难。利用常用物品，如茶杯、便器、碗、人头像、病床等，反复教患者使用。如茶杯表示要喝水，人头像表示头痛，病床表示翻身。此种方法最适于听力障碍患者的交流。

（3）文字书写法：适用于文化素质高、无机械书写障碍和视空间书写障碍的患者，可指导其运用文字进行沟通交流，根据病情予以健康知识宣教。

4. 语言训练的原则 ①循序渐进，由简到难，由浅入深，由少到多，根据患者的接受能力，不断增加或更新内容。②可从患者易接受或已学会的项目开始，用简单的练习让患者体验到成功的乐趣。③说话要缓慢和清晰，耐心倾听患者的表述。④制定个性化出院计划，出院后定期电话随访，持续了解患者的恢复情况并给与针对性教育，以期促进患者康复。

5. 心理护理 语言障碍患者因与外界沟通困难，不能表达个人的想法和需求，易产生抑郁、焦虑等负面情绪，不利于疾病的康复。护理人员应注意观察患者的心理状态，加强沟通，鼓励患者说出内心的感受，进行心理安慰和疏导，制定个性化的康复训练方案，向患者及其家属说明康复的方法的和意义，鼓励家属参与，加强家庭支持。

七、脑卒中患者吞咽障碍的评估与护理

（一）概念

吞咽障碍指由于患者下颌、双唇、舌、软腭、咽喉、食

管等器官结构和 / 或功能受损，不能安全有效地把食物输送到胃内。

（二）评估内容

脑卒中患者吞咽障碍的评估内容包括吞咽障碍筛查、临床评估、进食评估和仪器设备的评估。吞咽障碍筛查是一种快速有效并安全的检查方法，主要目的是找出吞咽障碍的高危人群。脑卒中患者在入院 24 小时内进食或饮水前应进行吞咽障碍筛查，常用的吞咽障碍筛查工具包括进食评估调查工具 -10（eating assessment tool-10，EAT-10）、反复唾液吞咽试验、改良洼田饮水试验。建议将临床评估与功能检查结合运用，可提高吞咽障碍筛查试验的敏感性和特异性。如果筛查结果显示患者无吞咽异常，方可进食、饮水；如果筛查结果异常，应进一步请言语治疗师、营养师进行全面专业的评估及吞咽、营养康复治疗方案的制定。吞咽障碍评估流程见图 2-18。

1. **进食评估调查工具 -10（EAT-10）** 进食评估调查工具 -10 包含 10 个吞咽障碍相关问题，每个条目评分为 0~4 分，各条目得分相加得总分。总分 ≥ 3 分表示可能在吞咽的效率和安全方面存在问题（表 2-18）。

2. **反复唾液吞咽试验** 患者取放松体位（坐位或半卧位），嘱患者反复吞咽，检查者手指位于受试者喉结及舌骨处，观察和计数患者 30 秒内吞咽次数和喉上抬的幅度，一般可完成 5 次及以上（80 岁以上高龄患者 3 次及以上）为正常，否则为吞咽异常。异常者提示存在误吸风险。反复唾液吞咽试验通过评定唾液吞咽反射诱

```
┌─────────────────────────────────────────────────────────┐
│ 第一步：问题筛查                                          │
│    吞咽困难的评估：早期筛查出风险人群的吞咽困难问题       │
│    EAT-10，饮水测试                                       │
└─────────────────────────────────────────────────────────┘
                            ↓
┌─────────────────────────────────────────────────────────┐
│ 第二步：风险评估                                          │
│    口咽吞咽障碍的评估                                     │
│    V-VST（容积-黏度吞咽测试）                             │
└─────────────────────────────────────────────────────────┘
                            ↓
┌─────────────────────────────────────────────────────────┐
│ 第三步：临床评估                                          │
│    定期评估：床旁                                         │
│    继续评估、监测和相应地调整干预措施                     │
└─────────────────────────────────────────────────────────┘
                            ↓
┌─────────────────────────────────────────────────────────┐
│ 第四步：仪器监测                                          │
│    吞咽功能障碍的病理生理评估：确定合适的治疗策略         │
│    VFSS，FEES                                             │
└─────────────────────────────────────────────────────────┘
```

图 2-18　吞咽障碍评估流程

VFSS：吞咽造影检查（videofluoroscopic swallowing studies）；FEES：软式喉内窥镜吞咽功能检查（flexible endoscopic examination of swallowing）。

表 2-18　进食评估调查工具 -10

问题	得分 / 分				
1. 我的吞咽问题已经使我体重减轻	0	1	2	3	4
2. 我的吞咽问题影响到我在外就餐	0	1	2	3	4
3. 吞咽液体费力	0	1	2	3	4
4. 吞咽固体食物费力	0	1	2	3	4

续表

问题	得分 / 分				
5. 吞咽药片(丸)费力	0	1	2	3	4
6. 吞咽时有疼痛	0	1	2	3	4
7. 我的吞咽问题影响到我享用食物时的快感	0	1	2	3	4
8. 我吞咽时有食物卡在喉咙里的感觉	0	1	2	3	4
9. 我吃东西时会咳嗽	0	1	2	3	4
10. 我吞咽时感到紧张	0	1	2	3	4

注:①回答您所经历的下列问题处于什么程度? 0 分 = 没有,1 分 = 轻度,2 分 = 中度,3 分 = 重度,4 分 = 严重;②将各题的分数相加得出总分最高为 40 分;③如果 EAT-10 的总分 ≥ 3 分,您可能在吞咽的效率和安全方面存在问题。建议您带着 EAT-10 的评分结果就诊,做进一步的吞咽检查和 / 或治疗。

发功能,评估误吸风险,是一种安全、有效的检查方法,特异度较高,但灵敏度较差。

3. 改良洼田饮水试验 是在洼田饮水试验前先嘱患者饮用少量水进行筛查,以此降低因筛查带来的误吸风险。

(1)方法:先让患者喝下 3ml 的水,如无问题,再让患者一次性喝下 30ml 水,然后观察和记录饮水时间、有无呛咳、饮水状况等。饮水状况的观察包括啜饮、含饮,水从嘴唇流出、边饮边呛、小心翼翼地喝、饮后声音变化、患者反应、听诊情况等。

(2)评价标准(分级)

Ⅰ级:可一次喝完,无呛咳。

Ⅱ级:分两次以上喝完,无呛咳。

Ⅲ级:能一次喝完,但有呛咳。

Ⅳ级:分两次以上喝完,且有呛咳。

Ⅴ级:常常呛住,难以全部喝完。

(3)诊断标准

正常:在5秒内喝完,分级在Ⅰ级。

可疑:饮水喝完时间在5秒以上,分级在Ⅰ~Ⅱ级。

异常:分级在Ⅲ、Ⅳ、Ⅴ级。用茶匙饮用,每次喝一茶匙,连续两次均呛住属异常。

(三) 护理措施

1. **饮食护理** 首先要明确患者的喂养方式,可根据患者的吞咽功能、营养状态和医师、治疗师、营养师的建议,为患者选择不同的喂养方式(包括持续性置管注食;间歇性置管注食;治疗性经口进食)(图2-19、图2-20)。对于长期留置胃管的患者,可以考虑经皮胃镜下胃造口术,实施前需要与相关医护人员、患者及其家属充分协商。

(1)持续置管注食的护理:对不能经口进食的患者通过管饲提供营养物质、水分及药物,来维持患者营养和治疗的需要,包括胃管、鼻肠管、经皮胃镜下胃造口术等,可根据患者的病情、置管时间等合理选择(详见第二章第三节"营养状态的评估和肠内营养支持技术")。

(2)间歇性置管注食的护理:间歇性置管可使消化道维持正常的生理功能,促进吞咽功能的恢复,手法简单、安全,对患者的吞咽训练及日常活动影响较小,对皮肤黏膜压迫小,可减少长期置管所致的呃逆及反流性疾病等。护理重点包括置管操作的标准化;注意管饲流质食物的种类

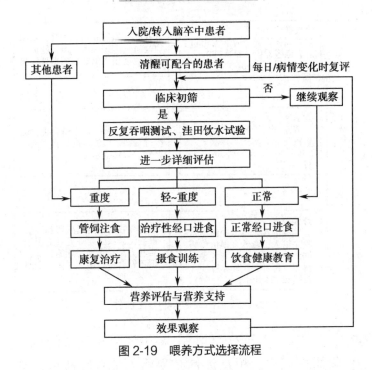

图 2-19 喂养方式选择流程

及其合理搭配;注食量较持续置管相比,可适当增加;注食频率根据患者的营养和消化情况确定,一般 4~6 次/d。

(3)治疗性经口进食的护理:当脑卒中患者经过吞咽评估后存在吞咽障碍,通过直接摄食训练,可以安全有效地经口进食时,称之为治疗性经口进食。此时,护士在语言治疗师和营养师的指导下进行护理,包括食物改进、一口量的调整、代偿性方法(吞咽姿势的调整、进食工具的调整、环境的改造、进食体位管理等),确保患者安全有效地经口进食。

1)食物改进:①液体稠度的调整。根据吞咽造影检查结果,针对单纯饮水呛咳的患者,可以加凝固粉将液

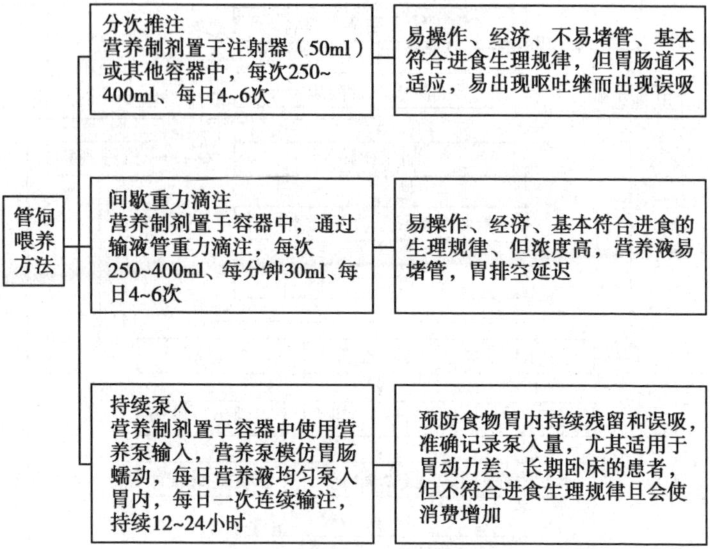

管饲喂养方法	分次推注 营养制剂置于注射器（50ml）或其他容器中，每次250~400ml、每日4~6次	易操作、经济、不易堵管、基本符合进食生理规律，但胃肠道不适应，易出现呕吐继而出现误吸
	间歇重力滴注 营养制剂置于容器中，通过输液管重力滴注，每次250~400ml、每分钟30ml、每日4~6次	易操作、经济、基本符合进食的生理规律、但浓度高，营养液易堵管，胃排空延迟
	持续泵入 营养制剂置于容器中使用营养泵输入，营养泵模仿胃肠蠕动，每日营养液均匀泵入胃内，每日一次连续输注，持续12~24小时	预防食物胃内持续残留和误吸，准确记录泵入量，尤其适用于胃动力差、长期卧床的患者，但不符合进食生理规律且会使消费增加

图 2-20　鼻饲喂养的方法流程

体(果汁、牛奶、茶、汤等)增稠,减少误吸和呛咳的机会。②食物质地调整。根据评估结果将固体食物改成软食、浓流质、稀流质等,使其爽滑、柔软、质地更趋于一致、不容易松散,从而降低吞咽难度。

　　2)一口量的调整:调整每次进入口腔食物的量,旨在利于口腔期食团的形成、食团向咽腔推送以及顺利进入食管,推荐的进食一口量以 5~20ml 为宜。建议行容积 - 黏稠度测试或吞咽造影检查后选择合适的一口量。

　　3)吞咽姿势的调整:在吞咽时通过头颈等部位的姿势调整使吞咽通道的走向、腔径的大小和某些吞咽器官组成结构(如喉、舌、杓状软骨)的位置有所改变和移动,避免误吸和残留,消除症状。

　　4)进食工具的调整:根据评估结果,选择杯子、勺子、吸管、缺口杯或运动水杯等,进食工具应充分考虑安全,方便实用。

5)环境的改造:环境的调节(如减少干扰、降低噪音、增亮照明、促进社交互动)可以改善进食体验。

6)进食体位管理:患者尽量选择坐位或半卧位(30°~45°)进食,头部前屈;偏瘫者患侧肩部垫软枕,照顾者位于患者健侧,进食后让患者保持该体位30分钟。

7)对患者经口进食过程严密观察并记录。

8)口腔护理:常用的口腔护理方法包括含漱法、传统特殊口腔护理、负压冲洗式刷牙法、冷热口腔刷洗等。

2. **误吸的防护** 详见第二章第三节"营养状态的评估和肠内营养支持技术"。

3. **健康教育** 住院期间对其主要照顾者进行知识和技能指导,出院后通过随访强化,促进吞咽障碍患者从医疗机构向家庭环境的顺利过渡。

八、脑卒中患者排泄障碍的评估与护理

(一) 排尿困难

1. **概念** 排尿困难是指排尿费力且有排不尽感,须增加腹压才能排出尿液,病情严重时增加腹压也不能将膀胱内尿液排出体外,导致尿潴留。

2. **评估内容** 评估排尿次数、频率、时长、尿量和颜色等,排尿是否存在疼痛感、尿残余,尿潴留患者有无尿路感染等。

3. **诱导排尿** 给予物理性刺激诱导排尿,如温水冲洗会阴、温毛巾外敷腹部、听流水声等,协助患者放松情

绪,减轻压力。

4. 留置导尿

(1)根据患者年龄、性别、尿道等情况选择型号、材质等合适的导尿管,留置导尿采用密闭式引流装置。

(2)严格遵循无菌操作技术原则,首次放尿应少于1 000ml,妥善固定引流管,避免牵拉、曲折、受压。注意引流管和集尿袋的位置不可高于耻骨联合,以防尿液逆行引起感染,有条件可使用抗反流引流袋。

(3)定时夹闭及开放尿管,尽早进行膀胱功能训练,需长期留置导尿的患者应每周更换导管及引流装置。

(4)每日清洁尿道口,注意观察尿液的性质、颜色和量。

(5)导尿管阻塞、脱出或引流装置的无菌性和密闭性被破坏时,应立即更换。

(6)老年男性患者如果有前列腺肥大病史,导尿术不顺利,应请泌尿科医师在局部麻醉下进行导尿。

(7)鼓励患者多喝水,尿量需要达到 50ml/h,以冲洗尿路。

(8)不应当常规使用抗生素进行膀胱冲洗以预防尿路感染。

5. 尿路感染的护理

(1)推荐使用便携式超声设备作为非侵入性评估膀胱排空后残余尿情况的方法。

(2)出现尿路感染时,及时更换导尿管并留取尿液进行检测。

(3)留取尿标本进行微生物病原学检测时,应消毒导尿管后使用无菌注射器抽取。

(4) 必要时遵医嘱给予抗生素。

(二) 便秘

1. **概念** 便秘是指排便次数减少、粪便干硬、排便困难并需要用力,排完后尚有残便感。

2. **评估内容** 详细询问便秘的症状及病程、饮食及排便习惯、胃肠道症状、伴随症状及用药情况。便秘有关症状包括便次、便意、粪便形状、是否困难或不畅、便后有无排不尽、肛门坠胀感。

3. **完善记录** 观察病情后将患者的排便情况准确记录在每日体温单上,如有 3 日未排便应通知医师,及时给予处理(图 2-21)。

4. **诊断** 进行体格检查和便秘的特殊检查,排除结直肠器质性病变和药物导致的便秘,且符合罗马Ⅲ标准中功能性便秘的诊断标准,见表 2-19。

表 2-19 罗马Ⅲ标准中功能性便秘的诊断标准

诊断标准	勾选
1. 必须包括下列 2 项或 2 项以上	
a. 至少 25% 的排便感到费力	
b. 至少 25% 的排便为干球粪或硬粪	
c. 至少 25% 的排便有不尽感	
d. 至少 25% 的排便有肛门直肠梗阻 / 堵塞感	
e. 至少 25% 的排便需要手法辅助(如用手指协助排便、盆底支持	
f. 每周排便少于 3 次	
2. 不用泻药时很少出现稀便	
3. 不符合肠易激综合征的诊断标准	

注:诊断前症状出现至少 6 个月,且近 3 个月症状符合以上诊断标准。

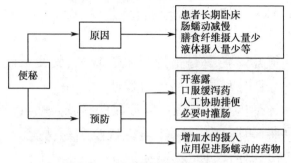

图 2-21　便秘的预防和处理流程

5. 处理措施

（1）症状性便秘的最初治疗是饮食调整,食物不要过于精细,补充纤维和液体,增加膳食中的纤维素含量,如蔬菜、水果等。

（2）如患者 3 日未排大便,必要时给予患者缓泻药,首选开塞露或渗透性泻药,如聚乙二醇和乳果糖,无效时可给予肥皂水低压灌肠或人工协助排便。

（三）失禁

1. **概念**　失禁是指大小便不由自主流出的现象,包括尿失禁(urinary incontinence,UI)及便失禁(fecal incontinence,FI)两种情况。

2. **失禁相关性皮炎**(incontinence associated dermatitis,IAD)　是指由于暴露于尿液或粪便所造成的皮肤损伤,是一种发生在大小便失禁患者身上的接触性刺激性皮炎。

3. **评估**　所有大小便失禁的患者应至少每天进行 1 次皮肤评估,或可根据失禁的发生频率及患者的情况进行调整。评估部位包括会阴、腹股沟、臀部、大腿、下背部、下腹部和皮肤褶皱等,主要评估皮肤有无 IAD 的临床表现,见表 2-20。

4. 预防及处理

(1)首先要对患者进行全面评估,与医师沟通,明确失禁发生的原因,针对病因采取措施,进行营养、液体摄入管理,训练如厕技巧等行为干预。

表 2-20　失禁相关性皮炎严重程度评估量表

评估项目	0分	1分
红斑(粉红、红色)	未发生	已发生
红疹	未发生	已发生
皮肤缺失	未发生	已发生

注:①每个条目计分 0~1 分,根据所有区域的总分判断 IAD 的严重程度,得分越高表示 IAD 皮肤损伤越严重;②应每天在清洁后评估。

(2)尿失禁患者尽量不给予留置尿管,男性患者可给予假性导尿,女性患者可使用成人纸尿裤,及时更换尿垫、纸尿裤,保持皮肤清洁完整。

(3)如出现淹红、破溃迹象,应准确记录,并请皮肤科医师会诊,协助处理。

九、脑卒中患者生活自理能力的评估与护理

(一)概念

生活自理能力的评估应包括基础性日常生活活动和工具性日常生活活动。基础性日常生活活动反映较粗大的运动功能,工具性日常生活活动反映较精细的运动功能。

(二)评估

评估方法:基础性日常生活活动(basic activities of daily living,BADL)评估方法即 Barthel 指数(the Barthel index of ADL)(见本章第二节相关内容),工具性日常生活活动(instrumental activities of daily living,IADL)评估方法为工具性日常生活活动量表(表 2-21)。

表 2-21　工具性日常生活活动量表

项目	分数/分	情况描述
使用电话	3	□独立使用电话(含查电话簿、拨号等)
	2	□仅可拨熟悉的电话号码
	1	□仅会接电话,不会拨电话
	0	□完全不会使用电话或不适用
上街购物	3	□独行完成所有购物需求
	2	□独行购买日常生活用品
	1	□每一次上街购物都需有别人陪同
	0	□完全不会上街购物

续表

项目	分数/分	情况描述
食物烹调	3	□能独行计划、烹煮和摆设一顿适当的饭菜
	2	□如果准备好一切佐料,会做一顿适当的饭菜
	1	□会将已做好的饭菜加热
	0	□需别人把饭菜煮好、摆好
家务维持	4	□能做较繁重的家务或偶尔需家务协助(如搬动沙发、擦地板、擦窗户)
	3	□能做较简单的家务,如洗碗、铺床、叠被
	2	□能做家务,但不能达到可被接受的整洁程度
	1	□所有的家务都需要别人的协助
	0	□完全不会做家务
洗衣服	2	□自己清洗所有衣物
	1	□只清洗小件衣物
	0	□完全仰赖他人洗衣服
外出	4	□能够自己搭乘大众运输工具或自己开车、骑车
	3	□可搭计程车或大众运输工具
	2	□能够自行搭乘计程车但不会搭乘大众运输工具
	1	□当有人陪同可搭乘计程车或大众运输工具
	0	□完全不能出门
服用药物	3	□能自己负责在正确的时间用正确的药物
	2	□需要提醒或少许协助
	1	□如果事先准备好服用的药物分量,可自行服用
	0	□不能自己服用药物
处理财务的能力	2	□可独行处理财务
	1	□可以处理日常的购买,但需要别人的协助与银行往来或大宗买卖
	0	□不能处理钱财

(三) 护理

1. 在日常生活活动训练中,应仔细观察患者实际的活动能力,思考如何提高其活动能力,制定出最容易、最切实可行的训练计划。

2. 训练应按医嘱进行,注意循序渐进,切忌急躁,适当予以肯定,并加强保护,以防意外。

3. 选用适当的辅助用具。必要时需对环境条件做适当的调整,如为轮椅使用者将台阶改为斜坡,除去门栏等障碍物等。

4. 帮助患者树立康复的信心,耐心指导其康复训练,完成康复训练计划。

十、脑卒中患者心理的评估与护理

(一) 评估

汉密尔顿焦虑量表(Hamilton anxiety scale,HAMA)和汉密尔顿抑郁量表(Hamilton depression scale,HAMD)是由Hamilton 于 1959 年和 1960 年先后编制的,是临床上评定焦虑和抑郁状态时最为普遍的量表(表 2-22、表 2-23)。1965年 William W.K.Zung 又先后编制了抑郁自评量表(self-depressed scale,SDS)和焦虑自评量表(self-anxious scale,SAS),用于评出焦虑和抑郁患者的主观感受(表 2-24、表 2-25)。以上 4 个量表应用于临床可以对患者进行心理测试,并有针对性地进行心理治疗,有助于稳定患者的情绪。

表 2-22 汉密尔顿焦虑量表

分项	表现	评分 / 分	程度
1	焦虑心境 担心、担忧,感到有最坏的事将要发生,容易激惹	0 1 2 3 4	无症状 轻 中 重 极重

续表

分项	表现	评分/分	程度
2	紧张 紧张感、易疲劳、不能放松、情绪反应、 易哭、颤抖、感到不安	0 1 2 3 4	无症状 轻 中 重 极重
3	害怕 害怕黑暗、陌生人、一人独处、动物、乘 车或旅行及人多的场合	0 1 2 3 4	无症状 轻 中 重 极重
4	失眠 难以入睡、易醒、睡得不深、多梦、夜惊、 醒后感疲倦	0 1 2 3 4	无症状 轻 中 重 极重
5	认知功能 或称记忆、注意障碍、注意力不能集中、 记忆力差	0 1 2 3 4	无症状 轻 中 重 极重
6	抑郁心境 丧失兴趣、对以往爱好缺乏快感、抑郁、 早醒、昼重夜轻	0 1 2 3 4	无症状 轻 中 重 极重
7	躯体性焦虑 肌肉系统：肌肉酸痛、活动不灵活、肌肉 抽动、肢体抽动、牙齿打颤、声音发抖	0 1 2 3 4	无症状 轻 中 重 极重
8	躯体性焦虑 感觉系统：视物模糊、发冷发热、软弱无 力感、浑身刺痛	0 1 2 3 4	无症状 轻 中 重 极重

续表

分项	表现	评分 / 分	程度
9	心血管系统症状 心动过速、心悸、胸痛、心脏跳动感、晕倒感、心搏脱漏	0 1 2 3 4	无症状 轻 中 重 极重
10	呼吸系统症状 胸闷、窒息感、叹息、呼吸困难	0 1 2 3 4	无症状 轻 中 重 极重
11	胃肠道症状 吞咽困难、嗳气、消化不良(进食后腹痛、腹胀、恶心、胃部饱感)、肠动感、肠鸣、腹泻、体重减轻、便秘	0 1 2 3 4	无症状 轻 中 重 极重
12	生殖泌尿系统症状 尿意频数、尿急、停经、性冷淡、早泄、阳痿	0 1 2 3 4	无症状 轻 中 重 极重
13	自主神经系统症状 口干、潮红、苍白、易出汗、起鸡皮疙瘩、紧张性头痛、毛发竖起	0 1 2 3 4	无症状 轻 中 重 极重
14	会谈时行为表现 一般表现:紧张、不能松弛、忐忑不安,咬手指、紧紧握拳、摸弄手帕,面肌抽动、不宁顿足、手发抖、皱眉、表情僵硬、肌张力高,叹气样呼吸、面色苍白;生理表现:吞咽、打呃、安静时心率快、呼吸快(20 次 / 分以上)、腱反射亢进、震颤、瞳孔放大、眼睑跳动、易出汗、眼球突出	0 1 2 3 4	无症状 轻 中 重 极重

注:总分 >29 分,可能为严重焦虑;>21 分,肯定有明显焦虑;>14 分,肯定有焦虑;≥ 7 分可能有焦虑;如 <7 便没有焦虑症状。一般来说,HAMA 总分高于 14 分,提示患者具有临床意义的焦虑症状。

表 2-23 汉密尔顿抑郁量表

表现	评分/分	评分标准
1. 抑郁情绪	0	无症状
	1	只有在问到时才诉述
	2	在访谈中自发地表达
	3	不用言语也可以从表情、姿势、声音或欲哭中流露出这种情绪
	4	患者的自发言语和非言语性表达(表情,动作)几乎完全表现为这种情绪
2. 有罪感	0	无症状
	1	责备自己,感到自己已连累他人
	2	认为自己犯了罪,或反复思考以往的过失和错误
	3	认为目前的疾病,是对自己错误的惩罚,或有罪恶妄想
	4	罪恶妄想伴有指责或威胁性幻想
3. 自杀	0	无症状
	1	觉得活着没意义
	2	希望自己已经死去,或常想到与死有关的事
	3	消极观念(自杀念头)
	4	有严重自杀行为
4. 入睡困难 (初段失眠)	0	无症状
	1	主诉有入睡困难,上床半小时后仍不能入睡(要注意平时患者入睡的时间)
	2	主诉每晚均有入睡困难
5. 睡眠不深 (中段失眠)	0	无症状
	1	睡眠浅,多恶梦
	2	半夜(晚 12 点钟以前)曾醒来(不包括上厕所)
6. 早醒 (末段失眠)	0	无症状
	1	有早醒,比平时早醒 1 小时,但能重新入睡(应排除平时的习惯)
	2	早醒后无法重新入睡

续表

表现	评分/分	评分标准
7. 工作和兴趣	0	无症状
	1	提问时才诉述
	2	自发地直接或间接表达对活动、工作或学习失去兴趣,如感到没精打彩、犹豫不决、不能坚持或需强迫自己去工作或活动
	3	活动时间减少或成效下降,住院患者每天参加病房劳动或娱乐不满3小时
	4	因目前的疾病而停止工作,住院者不参加任何活动或者没有他人帮助便不能完成病室日常事务(注意不能凡住院就打4分)
8. 阻滞(指思维和言语缓慢;注意力难以集中,主动性减退)	0	无症状
	1	精神检查中发现轻度阻滞
	2	精神检查中发现明显阻滞
	3	精神检查进行困难
	4	完全不能回答问题(木僵)
9. 激越	0	无症状
	1	检查时有些心神不定
	2	明显心神不定或小动作多
	3	不能静坐,检查中曾起立
	4	搓手、咬手指、扯头发、咬嘴唇
10. 精神性焦虑	0	无症状
	1	问及时诉述
	2	自发地表达
	3	表情和言谈流露出明显忧虑
	4	明显惊恐
11. 躯体性焦虑(指焦虑的生理症状,包括:口干、腹胀、腹泻、打呃、腹绞痛、心悸、头痛、过度换气和叹气,以及尿频和出汗)	0	无症状
	1	轻度
	2	中度,有肯定的上述症状
	3	重度,上述症状严重,影响生活或需要处理
	4	严重影响生活和活动

续表

表现	评分/分	评分标准
12. 胃肠道症状	0	无症状
	1	食欲减退,但不需他人鼓励便自行进食
	2	进食需他人催促或请求和需要应用泻药或助消化药
13. 全身症状	0	无症状
	1	四肢、背部或颈部沉重感、背痛、头痛、肌肉疼痛、全身乏力或疲倦
	2	症状明显
14. 性症状(指性欲减退,月经紊乱等)	0	无症状
	1	轻度
	2	重度
	3	不能肯定,或该项对被评者不适合(不计入总分)
15. 疑病	0	无症状
	1	对身体过分关注
	2	反复考虑健康问题
	3	有疑病妄想
	4	伴幻觉的疑病妄想
16. 体重减轻	0	无症状
		按病史评定
	1	患者诉述可能有体重减轻
	2	肯定体重减轻(根据患者的报告)
		按体重记录评定
	1	1周内体重减轻超过 0.5kg
	2	1周内体重减轻超过 1kg
17. 自知力	0	知道自己有病,表现为抑郁
	1	知道自己有病,但归咎于伙食太差,环境问题,工作太忙,病毒感染或需要休息
	2	完全否认有病

注: 结果判定标准,轻度抑郁,HAMD 17项评分 >7分, ≤17分; 中度抑郁, HAMD 17 项评分 >17 分, ≤24 分; 重度抑郁, HAMD 17 项评分 >24 分。

表 2-24　抑郁自评量表

	内容	偶尔/分	有时/分	经常/分	持续/分
1	我感到情绪沮丧,郁闷	1	2	3	4
2	*我感到早晨心情最好	4	3	2	1
3	我要哭或想哭	1	2	3	4
4	我夜间睡眠不好	1	2	3	4
5	*我吃饭像平时一样多	4	3	2	1
6	*我的性功能正常	4	3	2	1
7	我感到体重减轻	1	2	3	4
8	我为便秘烦恼	1	2	3	4
9	我的心跳比平时快	1	2	3	4
10	我无故感到疲劳	1	2	3	4
11	*我的头脑像往常一样清楚	4	3	2	1
12	*我做事情像平时一样不感到困难	4	3	2	1
13	我坐卧不安,难以保持平静	1	2	3	4
14	*我对未来感到有希望	4	3	2	1
15	我比平时更容易激怒	1	2	3	4
16	*我觉得决定什么事很容易	4	3	2	1
17	*我感到自己是有用的和不可缺少的人	4	3	2	1
18	*我的生活很有意义	4	3	2	1
19	假若我死了别人会过得更好	1	2	3	4
20	*我仍旧喜爱自己平时喜爱的东西	4	3	2	1

注:①*为反向计分;②评定时间为最近 1 周(包括今天);③抑郁严重度指数 = 各条目累计分(最高总分 =80 分),指数范围为 0.25~1.00,指数越高,抑郁程度越重,指数 <0.50 为无抑郁;0.50~0.59 为轻微至轻度抑郁;0.60~0.69 为中至重度抑郁; >0.70 为重度抑郁。

表2-25 焦虑自评量表

	内容	A/分	B/分	C/分	D/分
1	我觉得比平常容易紧张和着急(焦虑)	1	2	3	4
2	我无缘无故地感到害怕(害怕)	1	2	3	4
3	我容易心里烦乱或觉得惊恐(惊恐)	1	2	3	4
4	我觉得我可能将要发疯(发疯感)	1	2	3	4
5	*我觉得一切都很好,也不会发生什么不幸(不幸预感)	4	3	2	1
6	我手脚发抖打颤(手足颤抖)	1	2	3	4
7	我因为头痛、颈痛和背痛而苦恼(躯体疼痛)	1	2	3	4
8	我感觉容易衰弱和疲乏(无力)	1	2	3	4
9	*我觉得心平气和,并且容易安静坐着(静坐不能)	4	3	2	1
10	我觉得心跳很快(心悸)	1	2	3	4
11	我因为一阵阵头晕而苦恼(头晕)	1	2	3	4
12	我有晕倒发作或觉得要晕倒似的(晕厥感)	1	2	3	4
13	*我吸气、呼气都很容易(呼吸困难)	4	3	2	1
14	我手脚麻木和刺痛(手足刺痛)	1	2	3	4
15	我因为胃痛和消化不良而苦恼(胃痛或消化不良)	1	2	3	4
16	我常常要小便(尿意频数)	1	2	3	4
17	*我的手常常是干燥温暖的(多汗)	4	3	2	1
18	我脸红发热(面部潮红)	1	2	3	4
19	*我容易入睡,并且一夜睡得很好(睡眠障碍)	4	3	2	1
20	我做噩梦(噩梦)	1	2	3	4

注:①A表示没有或很少时间;B表示少部分时间;C表示相当多时间;D表示绝大部分时间;*必须反向计分;②评定时间为最近1周(包括今天);③将20个项目的各得分相加,即得粗分,再用粗分乘以1.25以后取整数部分,就得到标准分,标准分>55分可诊断有焦虑症状。

（二）护理措施

1. 知识宣教 做好健康教育,让患者了解疾病的发病机制、治疗方法、预防措施等,消除患者对疾病的恐惧心理,减少抑郁和焦虑。

2. 心理护理 提供舒适的治疗环境,病房的温度、湿度、光线都要保证符合患者的需求,关心体贴患者,消除其孤独感。耐心倾听患者表达的情绪,尽量帮患者解决问题,多向患者举出一些正面的治疗案例,增加患者对疾病治疗的信心。对于一些重度抑郁焦虑的患者,护理人员要特别注意,必要时让患者家属时刻陪伴,有紧急情况及时报告给医师。

3. 鼓励康复训练 康复训练有利于消除患者对自理能力差而产生的抑郁焦虑情绪,在康复训练过程中用鼓励和赞赏的语言激励患者,增加患者成功的体验,同时利用辅助工具提高患者的自我护理能力及自信心。

4. 提供社会支持 可告知患者后期的相关治疗,列举治疗成功的案例,将一些积极锻炼恢复较好的病友介绍给患者。对于家庭支持状况较差的患者,与家属进行沟通,告知情感支持的重要性,让家庭成员积极参与康复治疗计划,帮助其感受来自家庭的温暖与力量,树立战胜疾病的信心。

5. 转移疗法护理 与患者共同讨论每天生活内容的安排,使其规律生活,转移对疾病的关注。鼓励患者尽最大努力完成日常生活,并参与一定的文艺活动。

6. 安全护理 加强病房安全设施防护,做好药品和危险品的管理工作,严密观察患者的病情变化及有无异常言行,尽量避免激惹患者的因素;加强巡视,防止患者自杀或自伤。

十一、脑卒中患者安全风险的评估与护理

(一)跌倒/坠床的危险评估及护理

跌倒/坠床已成为我国 65 岁以上老年人因伤害死亡的首位原因,是脑卒中患者最常发生的安全事件之一。

1. **评估内容**

(1)一般状况的评估:评估患者年龄、症状与主诉、肌力、视力、听力、注意力、协调能力;既往是否发生过跌倒及引起跌倒的危险因素。

(2)环境评估:地面是否平整干燥,照明是否充足。室内物品摆放是否稳固、合理。病房走廊及浴室卫生间有无安全扶手,呼叫器是否随手易取,病床床轮是否制动。

(3)患者衣着及鞋的尺码是否合适,鞋底是否防滑。

(4)危险因素评估:摩尔斯跌倒评估量表(Morse fall seale,MFS)(表 2-26)。

表 2-26 摩尔斯跌倒评估量表

项目	评分/分		得分
1. 既往有跌倒史;即刻或 3 个月内出现跌倒者	无	0	
	有	25	
2. 有第二诊断者	无	0	
	有	25	
3. 活动支持 　需卧床休息/护士协助 　各种拐杖(丁字拐杖/手杖/带轮拐杖) 　需各种扶手		0 15 30	

续表

项目	评分/分	得分
4. 有静脉输液治疗者/肝素封管	无 0	
	有 20	
5. 步态/迁移		
正常者/卧床者/制动者	0	
虚弱者	10	
有受伤者	20	
6. 精神状态		
可自控者	0	
不可自控者	15	

注:0~24 分为无危险;25~50 分需提供一般性跌倒预防措施;≥ 51 分提供高危跌倒预防干预。

2. 预防措施

(1)护士管理:建立患者跌倒/坠床管理团队,完善相关工作制度,定期对病室跌倒/坠床事件进行分析,寻找原因,加强跌倒/坠床培训和应急演练,加强医护团队建设,提高协作救助能力。

(2)环境管理:营造整洁明亮的病室环境,保持地面干燥无障碍物,设置警示标志,在走廊设立扶手;整理床旁物品,梳理管道线路,物品置于患者易取用处,定期检查床档,在厕所和床旁安设呼叫铃;加强对高危患者和跌倒/坠床高危时间段的巡视,如交接班时、患者频繁活动时和夜晚等,为患者创造安全舒适的休息环境。

(3)生活护理:保证患者睡眠充足,营养摄入充足,保持良好的精神和身体状态。患者卧床时拉上双侧床档,躁动不安者必要时使用约束带;欲下床活动者穿宽松适宜的衣物和防滑鞋,减慢行走、活动速度,护士或照顾者陪伴在旁,防止跌倒。行走困难的患者适当使用辅助工具,配合康复师指导患者进行正确的功能锻炼,逐步提高运动能力。

(4)用药护理:指导患者按照医嘱服药,注意观察服药疗效和不良反应,如有异常及时向医师汇报。某些药物(如抗高血压药、降血糖药、镇静催眠药和抗抑郁药等)服用后会影响机体的精神情况和感知觉水平等,易致跌倒,需指导患者在服药后多休息,勿立即下床活动。

(5)心理护理:对于跌倒后出现恐惧心理或者烦躁、抑郁的患者,需要积极的和患者交流,寻找心理不稳定的原因,针对原因进行心理干预,令患者保持平和的心境,帮助患者增加安全行走的自信。

(6)健康教育:向患者及其照顾者讲解跌倒的常见原因和预防措施等,增强患者预防跌倒的意识和自我管理能力。尤其是高危跌倒风险患者,应增加健康教育和跌倒风险评分次数,加强巡视。

(7)跌倒处理:如果患者不慎发生跌倒,立即通知医师和照顾者,不要立即扶起。首先询问患者的自我感受,评估生命体征,仔细检查患者的身体状况,尤其是神志意识、跌倒部位、疼痛部位和出血情况等。如果患者情况不明或较严重,应就地平卧;如果无大碍则缓慢扶到病床或安全处休息,注意正确搀扶避免二次伤害。安抚患者及照顾者情绪,与医师共同处理,及时上报跌倒事件,认真分析原因,避免再次发生。

（二）坠床的危险评估及护理

1. 评估

（1）一般状况的评估：年龄、认知功能、意识状态。患者对坠床的认知情况。

（2）环境评估：物品放置是否合理，呼叫器是否随手易取，是否应用床档、约束带及搬运工具。

2. 预防措施

（1）全面评估病情：全面评估患者发生坠床的危险因素，确定高危人群，重点防护。

（2）动态评估：定时巡视病房，特别是在夜间，在床边备好所需物品及便器，确保床轮处于制动状态、床的高度及宽度适宜。使用床档，必要时遵医嘱给予约束。

（3）加强预防坠床的管理：对存在高危因素的患者加强预防措施，对患者及其家属进行宣教，讲解采取安全措施的必要性及方法。发生坠床时执行上报制度。

（三）误吸的危险评估及护理

误吸的危险评估及预防参见本章第三节中的"营养状态的评估和肠内营养支持技术"部分。

（四）冻烫伤的危险评估及护理

1. 评估 针对患者是否使用过热水袋或冰袋、是否出现肢端血液循环障碍、是否患有影响末梢神经的疾病（如糖尿病）、是否存在肢体运动及感觉障碍，判断患者是否存在冻烫伤的高风险。

2. 护理措施 针对高危患者实施预见性的安全宣教、安全提示。在护理方面，护理人员对于进行热敷或冰敷的患者要严格掌握冷热疗法的使用原则，居家照料中应避免使用冷热疗法。

(五) 其他风险护理

其他风险预防流程见图 2-22。

十二、家庭配合及自我照顾训练原则

(一) 家庭配合训练原则

家庭是患者长期护理和管理的主要场所,家庭成员承担了日常照顾和专业护理的主要角色。然而患者的家庭照顾者对于脑卒中的专业化知识、康复技能、心理支持和社会环境资源的利用等均不足。为提升家庭照顾者的照顾能力,改善患者及其家庭的生活质量,现提出以下家庭配合训练的原则。

1. 偏瘫患者的家庭配合训练

(1) 良肢位的摆放:患者仰卧位时,患侧肩胛和上肢下垫一长枕,手指伸展,长浴巾卷起垫在大腿外侧;健侧卧位:患侧上下肢取轻度屈曲位,放于长枕上;患侧卧位:患侧上肢外展,下肢轻度屈曲放于床上。

(2) 坐起训练:患者自己翻身至侧卧位,家人扶住患者双肩,患者同时用健侧肘撑起起身。患者刚开始时可取 20°~30° 坐位,此后逐渐增加时间。

(3) 起立训练:患者家人站于患者患侧前方,患者双足着地,双手交叉,双上肢向前充分伸展,家属扶住患者双肩,同时患者伸展膝关节缓慢站起。

(4) 行走训练:开始时可由家属扶住患者的健侧肩关节和患侧髋关节,在家人的协助扶持下行走,逐渐过渡到独立行走。

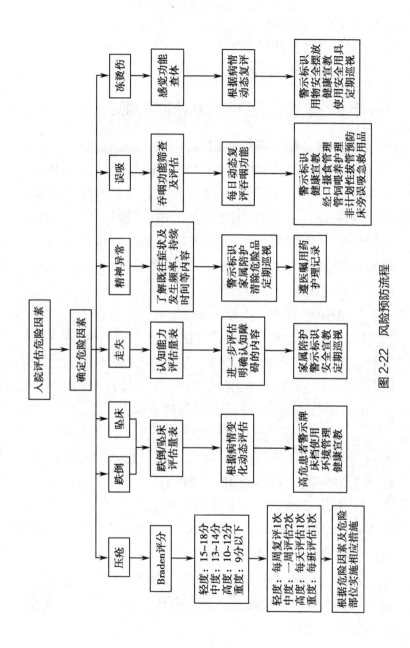

图 2-22 风险预防流程

2. 家庭环境安全　在家庭配合训练中应建立舒适安全的环境,空间宽敞,采光柔和,物件摆放以方便患者行动为宜;保持地面干燥、平坦,厕所和浴池应安装扶手架;为患者选择舒适轻便的衣、鞋。

3. 合理营养,纠正不良生活方式　控制影响患者预后的因素,辅助患者控制血压、防治糖尿病、督促患者戒烟、戒酒;提醒患者保持稳定的情绪、坚持锻炼、定期复诊等。

4. 心理疏导与支持　家庭成员应做好患者的心理疏导,多与患者沟通,尊重患者,与患者交谈时,耐心倾听;家属应多关心、鼓励患者,稳定情绪。

5. 突发紧急状况指导　脑卒中患者复发率较高,因此患者家属需要了解脑卒中复发的信号,掌握紧急情况的基本救护原则。急救时需保持患者呼吸道通畅,解开患者的衣领、裤带;有义齿者取下义齿;体位以侧卧位为宜。

(二) 自我照顾训练原则

1. 严格遵循康复规范和个体化训练方案,多种训练方式交替进行。

2. 持之以恒,每日至少锻炼 1 次,坚持不懈,否则锻炼的效果不易巩固。

3. 循序渐进,逐渐提高运动的难度和运动量。

4. 因人而异,要根据各自的病情和身体状况选择适当的锻炼方式和活动量。

5. 劳逸结合,不能急于求成,特别是心血管疾病患者更要注意。防止心动过速(每分钟不能超过 140 次)及心律失常,防止血压过高(不能超过 200mmHg);避免屏气动作及过度用力。如果运动后出现肌肉紧张,说明运动量已经过大,要适当减少。

6. 注意安全,防止意外。

7. 加强正常肢体及躯干功能的锻炼,以代偿残肢功能。

8. 预防失用综合征,防止肩发僵、肢体挛缩畸形等后遗症。

9. 装配假肢、矫形器。为截肢者装配假肢,可以在一定程度上恢复其生活自理和工作能力。对某些肢体畸形、运动异常的患者装配适当的矫形器,可以预防畸形的进一步发展,补偿功能活动。对行走不方便的患者,可配备手杖。

10. 在日常生活功能训练时,要学习使用辅助装置及简单工具。

(金 奕 李慧娟 曹闻亚 王晓娟 杨 蓉)

参 考 文 献

［1］中华医学会神经病学分会, 中华医学会神经病学分会神经康复学组, 中华医学会神经病学分会脑血管病学组. 中国脑卒中早期康复治疗指南 [J]. 中华神经科杂志, 2017, 50 (6): 405-412.

［2］EL HACHIOUI H, VISCH-BRINK E G, DE LAU L M L, et al. Screening tests for aphasia in patients with stroke: a systematic review [J]. Journal of Neurology, 2017, 264 (2): 211-220.

［3］韩新, 姚瑶, 杨晓莉, 等. 脑卒中后失语症患者言语状况的自然演变进程及其康复进展 [J]. 护理研究, 2015, 29 (25): 3078-3080.

［4］中国吞咽障碍康复评估与治疗专家共识组. 中国吞咽障碍评估与治疗专家共识 (2017 年版) 第一部分评估篇 [J]. 中华物理医学与康复杂志, 2017, 39 (12): 881-892.

［5］中国吞咽障碍康复评估与治疗专家共识组. 中国吞咽障碍评估与治

疗专家共识 (2017 年版) 第二部治疗与康复管理篇 [J]. 中华物理医学与康复杂志 , 2018, 40 (1): 1 9.

［6］常红 , 赵洁 , 张诗涵 , 等 . 量化食物稠度对减少脑卒中吞咽障碍患者误吸的效果评价 [J]. 中华护理杂志 , 2018, 53 (1): 32-35.

［7］中国医师协会肛肠医师分会 . 便秘外科诊治指南 (2017)[J]. 中华胃肠外科杂志 , 2017, 20 (3): 241-243.

［8］IAN M P, MADHULIKA V, CHARLES T, et al. The American Society of Colon and Rectal Surgeons'Clinical Practice Guideline for the Evaluation and Management of Constipation [J]. Dis Colon Rectum, 2016, 59 (6): 479-492.

［9］王泠 , 郑小伟 , 马蕊 , 等 . 国内外失禁相关性皮炎护理实践专家共识解读 [J]. 中国护理管理 , 2018, 18 (1): 3-6.

［10］伍小兰 , 刘吉 . 中国老年人生活自理能力发展轨迹研究 [J]. 人口学刊 , 2018, 40 (4): 59-71.

［11］WOLF D A, FREEDMAN V A, ONDRICH J I, et al. Disability Trajectories at the End of Life: A "Countdown" Model [J]. Journals of Gerontology, 2015, 70 (5): 745.

［12］陈赞 , 钟印芹 , 张广清 , 等 . 专人管理模式在脑卒中偏瘫后遗症家庭康复护理中应用的效果评价 [J]. 中国实用护理杂志 , 2015, 31 (9): 654-656.

［13］刘方 . 基于保护动机理论的延续性护理干预对脑卒中后遗症患者遵医行为及家属负性情绪的影响 [J]. 中国实用神经疾病杂志 , 2017, 20 (10): 127-129.

［14］杨彦 , 刘玲华 , 胡小辉 . 药源性跌倒研究进展 [J]. 中国老年学杂志 , 2016, 36 (19): 4931-4933.

［15］OPSAHL A G. EBRIGHT P. CANGANY M. et al. Outcomes of adding patient and family engagement education to fall prevention bundled interventions [J]. Journal of Nursing Care Quality, 2016, 32 (3): 252.

［16］李小寒 , 尚少梅 . 基础护理学 [M]. 6 版 . 北京 : 人民卫生出版社 , 2017: 97-103.

［17］WINSTEIN C J, STEIN J, ARENA R, et al. Guidelines For Adult Stroke Rehabilitation and Recovery: a guideline for healthcare professionals from the American Heart Association/American Stroke Association [J]. Stroke, 2016, 47 (6): 98-169.

［18］中国老年保健医学研究会老龄健康服务与标准化分会.中国高龄脑卒中患者康复治疗技术专家共识［J］.中国老年保健医学，2019，17（01）：3-16.

第五节　脑卒中介入治疗及手术治疗护理配合

一、脑血管造影术

脑血管造影是应用含碘显影剂注入颈动脉或椎动脉，然后在动脉期、毛细血管期、静脉期分别摄片。数字减影血管造影（digital subtraction angiography，DSA）技术采用数字化成像方式，利用电子计算机程序将组织图像转变成数字信号输入并储存，然后经动脉或静脉注入造影剂，将获得的二次图像输入计算机进行减影处理，使充盈造影剂的血管图像保留下来，而骨骼、脑组织等影像均被减影除去，保留下来的血管图像经过再处理后得到清晰的血管影像。DSA 主要用于评估脑血管的异常，也可动态观察脑血流和侧支循环，并可同期完成介入治疗，是 CTA、MRA 等检查手段无法替代的重要方法。

（一）术前准备

1. **常规检查**　术前完成常规检查，如血常规、血生化、大小便常规、胸部 X 线片等，特别注意血转氨酶、肌酐、尿素氮的结果以及大小便隐血有无阳性。

2. **术前护理**　宣教手术部位、围手术期饮食注意事项，答疑解惑，消除顾虑；告知患者穿刺处常规为右侧腹股沟处股动脉,术前1天常规饮食,特别是术前1日晚餐不可过饱。对于清醒且能够配合的患者,一般不必要求术前禁食禁饮。对于卒中急性期且生命体征不稳定的患者,可常规术前8小时禁食,术前4小时禁水,防止术中、术后可能出现的呕吐而导致误吸。

3. 术前血压监测 术前监测双上臂基础血压并记录,以较高一侧的血压为体循环血压,以便与术中及术后血压比较对照,及时发现血压异常。

4. 备皮 术前1日完成腹股沟处皮肤备皮,上至平脐平面,下至双侧腹股沟下15cm。双侧腹股沟处备皮备用,以防在术中一侧动脉穿刺置管不成功;备皮后患者沐浴更衣,保证患者术前1日充足的睡眠。

5. 碘过敏试验 术前一般无须行碘过敏试验。个别既往有碘过敏的患者,根据患者情况,个体化处理。术中建议选用非离子型造影剂,可显著减少过敏反应和肾毒性。

6. 术前用药 合并糖尿病患者手术当天早晨暂停皮下注射胰岛素及口服降糖药物,其他常规用药(如降压药、抗血小板药物等控制或治疗脑卒中危险因素的药物)需要一口水服下。

7. 术前大小便训练 术前练习床上排尿、排便,预防因术后体位改变造成排泄困难。

8. 术前检查 检查双侧足背动脉的搏动情况,以便术中、术后对照观察。

(二)术后护理

1. 体位护理 术后平卧24小时,必要时遵医嘱使用约束带约束术肢。

2. 伤口护理 股动脉穿刺处伤口加压包扎,外加 2kg 重物(沙袋等)加压 6~8 小时,防止股动脉穿刺点出血。观察伤口有无渗血肿胀,敷料是否干燥清洁。6~8 小时后取下加压的重物。

3. 足背动脉观察 监测双侧足背动脉的搏动情况(沙袋加压期间,每 2 小时 1 次),防止加压过度影响下肢血液供应,或沙袋滑落影响加压效果。个别患者因股动脉加压导致下肢供血减少,下肢发凉,必要时可双下肢保暖,增加术后舒适感。

4. 水化及排尿的观察 神清且无吞咽障碍的患者,术后多饮水,以促进造影剂的排出,术后 8 小时内需要饮水 2 000ml。有吞咽障碍的患者,可静脉补液,确保总入量不少于 2 000ml。观察患者的排尿情况,如卧位排尿困难,经过诱导排尿无效的,可以给予留置尿管导尿。术后 8 小时内排尿至少 800ml 以上,防止因造影剂代谢不畅导致的肾功能不全。术后注意口服补充电解质,防止因水化大量排尿导致的水、电解质紊乱。

5. 饮食护理 局部麻醉患者术后返回病房即可进食,先试进食米粥,如无恶心、呕吐,可正常进餐。卧位进餐时注意患者头偏向一侧,防止误吸。

6. 敷料管理 术后 24 小时拆除腹股沟处绷带,局部穿刺点无出血时,以无菌敷料保护伤口。注意拆绷带时保护局部皮肤,防止皮肤撕脱伤。

7. 并发症观察 绷带拆除后,注意检查股动脉局部有无血肿、有无假性动脉瘤。

二、支架置入术：脑动脉支架置入术

（一）术前准备

1. 术前 3~5 天给予抗血小板、稳定斑块治疗，口服阿司匹林（100mg，每天 1 次）及氯吡格雷（75mg，每天 1 次），纠正危险因素，控制高血压、高血糖。

2. 术前计划麻醉方式为全身麻醉的患者（颅内段支架置入的）术前 8 小时禁食禁饮；麻醉方式计划为局部麻醉的，可酌情管理禁食禁水的时间，但因术后可能出现高灌注综合征，需预防术后因饱食呕吐而导致误吸。

3. 其他术前准备同本节"脑血管造影术"中 DSA 的术前准备。

（二）术后护理

1. 术后体位，局部麻醉的患者，术后平卧位。全身麻醉的患者，术后 6 小时去枕平卧。应用血管缝合器缝合股动脉的患者，术后 8 小时，髋关节可适度屈曲。未使用缝合器的患者需平卧 24 小时拆除绷带后方可下床活动。

2. 床旁心电监护，严密监测生命体征变化，注意倾听患者主诉，观察患者有无颅内出血、高灌注综合征和栓塞事件所致的神经功能缺损症状，如头痛、高血压、癫痫发作、局灶性神经系统损伤、认知障碍等，尽早识别并发症早期征兆。积极的血压管理是减少术后高灌注综合征或出血转化的重要措施。

3. 留有动脉鞘的患者术后返回病房，防止动脉鞘脱出,勿压迫动脉鞘,协助患者平卧,留鞘术侧肢体约束观察动脉鞘处伤口的情况,及时发现出血、渗血。

4. 动脉鞘拔除后,腹股沟处动脉穿刺伤口局部加压包扎,伤口敷料上以 2kg 沙袋加压 6~8 小时,观测足背动脉的搏动情况(同本节"脑血管造影术"中 DSA 的术后护理)。

5. **术后血栓形成高危患者的干预** 术中评估血管内膜有损伤或血栓形成高风险患者,术后可遵医嘱给予静脉抗血小板聚集和皮下注射低分子肝素治疗。

6. 观察患者有无出血倾向,如发现患者口腔黏膜有出血点,大便颜色发黑,肉眼血尿、尿色异常,应及时报告医师。

7. 备用鱼精蛋白,支架术后脑出血时,紧急中和体内残留的大量肝素。

8. **并发症的观察及护理**

(1)心血管系统并发症:血压下降、心动过缓、窦性停搏及术后血压升高。密切监测生命体征,出现低血压及心动过缓时,可按医嘱静脉滴注阿托品,持续心动过缓用药后不改善的,必要时可安装临时或永久起搏器。

(2)血管痉挛:术前遵医嘱给予尼莫地平稳定血管内膜;术中轻柔操作;手术前后床旁监测经颅多普勒超声(transcranial doppler,TCD)对照,及早判断是否存在血管痉挛,按医嘱给予抗血管痉挛药物。

(3)斑块脱落:严密观察病情变化,及时发现局灶性神经功能缺损症状,如言语不利,一侧肢体感觉及活动障碍,饮水呛咳等,及时复查 CT,给予对症支持治疗。

(4)支架内血栓形成及动脉闭塞:阻塞脑动脉血流再通后再闭塞是急性缺血性脑卒中血管内治疗常见并发症。再闭塞和临床症状恶化相关,早期再阻塞预示长期预后不良。溶栓联合:血管内支架开通术后出现认知障碍、失语、肢体活动障碍、感觉障碍或局灶性神经功能缺损时,需及时复查 CT,发现支架内血栓形成或动脉闭塞要立即进行药物溶栓和血管重建,尽快恢复血流。

(5)高灌注综合征

1)术前严格评估患者,分析供血区灌注储备能力,对病变动脉高度狭窄且侧支代偿不足的患者严格掌握手术适应证。

2)手术前后监测血压,维持血压稳定,严格控制血压,根据患者的基础血压制定个体化目标血压;有高血压的患者术前严格控制血压在 130/80mmHg 左右,术后血压在(100~110)/(60~75)mmHg。

3)术后密切观察,发现有高灌注综合征表现需要及时报告医师,按医嘱进行镇静、脱水、脑保护、清除自由基等治疗。

4)及时复查 CT,确诊脑出血患者要及时中和体内肝素,减量或停止抗血小板治疗,积极处理脑出血。

9. 术后饮食

(1)局部麻醉的患者术后返回病房后少量试进食,无恶心、呕吐可正常进餐。

(2)注意勿进食含糖及产气食物,防止术后发生腹胀。鼓励患者饮水,以促进造影剂的排出,饮水量同 DSA 术后护理。

（3）全身麻醉的患者术后返回病房,暂禁食 6 小时,头偏向一侧,防止呕吐物误吸。6 小时后评估吞咽功能无异常,可进食(注意事项同上)。

10. 术后观察要点同本节"脑血管造影术"中 DSA 的术后观察。

11. 术后 1、3、6 个月复查血常规、血生化,定期门诊复查随诊。

12. 遵医嘱继续口服抗血小板药物,如阿司匹林、硫酸氢氯吡格雷,个别存在硫酸氢氯吡格雷抵抗的患者,可调整为其他抗血小板聚集药物,如西洛他唑、利伐沙班等。服药期间,注意监测凝血相关指标,按时门诊随访。注意指导患者观察皮肤黏膜、牙龈、尿路等有无出血,大便颜色如带有鲜血或呈柏油样,需及时复诊。

三、静脉溶栓

（一）术前评估

对于缺血性脑卒中发病 3 小时以内和 3.0~4.5 小时的患者,按照适应证、禁忌证和相对禁忌证,经过严格筛选,尽快静脉给予重组组织型纤溶酶原激活剂(rt-PA)溶栓治疗;根据《中国急性缺血性脑卒中诊治指南 2018》的规定,6 小时内采用尿激酶溶栓相对安全、有效,但需注意 6 小时内尿激酶静脉溶栓的适应证、禁忌证。卒中小组与患者及其家属谈溶栓知情同意,做好前期准备,再次筛选最终决定患者是否符合溶栓治疗,收入院行溶栓治疗。

1. 3 小时内 rt-PA 静脉溶栓的适应证、禁忌证及相

对禁忌证

(1)适应证

1)有缺血性脑卒中导致的神经功能缺损症状。

2)症状出现 <3 小时。

3)年龄 ≥ 18 岁。

4)患者或其家属签署知情同意书。

(2)禁忌证

1)近 3 个月有重大头颅外伤史或脑卒中史。

2)可疑蛛网膜下腔出血。

3)近 1 周内有在不易压迫止血部位的动脉穿刺。

4)既往有颅内出血。

5)颅内肿瘤,动静脉畸形,动脉瘤。

6)近期有颅内或椎管内手术。

7)血压升高:收缩压 ≥ 180mmHg,或舒张压 ≥ 100mmHg。

8)活动性内出血。

9)急性出血倾向,包括血小板计数低于 100×10^9/L 或其他情况。

10)48 小时内接受过肝素治疗[活化部分凝血活酶时间(APTT)超出正常范围上限]。

11)已口服抗凝剂者 INR>1.7 或凝血酶原时间(PT) >15 秒。

12)目前正在使用抗凝血酶(又称凝血酶抑制剂)或 Xa 因子抑制剂,各种敏感的实验室检查异常[如 APTT、INR、血小板计数、蛇静脉凝结时间(ECT)、凝血酶时间(TT)或恰当的 Xa 因子活性测定等]。

13)血糖 <2.7mmol/L。

14) CT 提示多脑叶梗死 (低密度影 >1/3 大脑半球)。

(3) 相对禁忌证：下列情况需谨慎考虑和权衡溶栓的风险与获益 (即虽然存在一项或多项相对禁忌证，但并非绝对不能溶栓)。

1) 轻型脑卒中或症状快速改善的脑卒中。

2) 妊娠。

3) 痫性发作后出现的神经功能损害症状。

4) 近 2 周内有大型外科手术或严重外伤。

5) 近 3 周内有胃肠或泌尿系统出血。

6) 近 3 个月内有心肌梗死史。

2. 3.0~4.5 小时内 rt-PA 静脉溶栓的适应证、禁忌证和相对禁忌证

(1) 适应证

1) 缺血性脑卒中导致的神经功能缺损。

2) 症状持续 3.0~4.5 小时。

3) 年龄 ≥ 18 岁。

4) 患者或其家属签署知情同意书。

(2) 禁忌证：同 3 小时内 rt-PA 静脉溶栓禁忌证。

(3) 相对禁忌证

1) 年龄 >80 岁。

2) 严重卒中 (NIHSS 评分 >25 分)。

3) 口服抗凝药 (不考虑 INR 水平)。

4) 有糖尿病和缺血性卒中病史。

3. 6 小时内尿激酶静脉溶栓的适应证及禁忌证

(1) 适应证

1) 有缺血性脑卒中导致的神经功能缺损症状。

2）症状出现 <6 小时。

3）年龄 18~80 岁。

4）意识清楚或嗜睡。

5）脑 CT 无明显早期脑梗死低密度改变。

6）患者或其家属签署知情同意书。

（2）禁忌证：同 3 小时内 rt-PA 静脉溶栓禁忌证。

（二）药物使用及应用剂量

重组组织型纤溶酶原激活剂（rt-PA）阿替普酶 0.9mg/kg（最大剂量为 90mg），首先静脉推注 1 分钟总剂量的 10%，其余剂量在 60 分钟内静脉输注完毕，结束后用 0.9% 的生理盐水冲管，确保给药剂量的准确（表 2-27）。

（三）静脉溶栓前后的护理

1. 溶栓前应测量患者血压，控制血压小于 180/100mmHg。

2. 精确药物剂量、给药时间。

3. 给药过程中注意观察患者的生命体征及神经功能缺损的改善情况。如出现严重头痛、恶心或呕吐或神经功能体征迅速恶化，警惕症状性颅内出血的发生，应立即停止使用溶栓药物并行脑 CT 检查。

4. 药物输注过程中加强巡视，严密观察有无系统出血并发症的发生，如发现患者四肢及躯干不明原因的肿胀、青紫，则有可能是出血。

5. 给药完毕后 0~2 小时监测血压 15 分钟 / 次，2~8 小时监测血压 30 分钟 / 次，8~24 小时监测血压 1 小时 / 次，患者血压应控制在 180/100mmHg 以下。

6. 静脉用药后，严格卧床 24 小时，加强与患者及其

表2-27　体重(45~100kg)与相应阿替普酶的使用剂量

体重/kg	用量(0.9mg/kg)	先10%静脉推注(1mg/ml)	后90%静脉注射(1mg/ml)	泵入速度/ml·h⁻¹	体重/kg	用量(0.9mg/kg)	先10%静脉推注(1mg/ml)	后90%静脉注射(1mg/ml)	泵入速度/ml·h⁻¹
40	36.0	3.6	32.4	33	55	49.5	5.0	44.5	46
41	36.9	3.7	33.2	34	56	50.4	5.0	45.4	47
42	37.8	3.8	34.0	35	57	51.3	5.1	46.2	47
43	38.7	3.9	34.8	36	58	52.2	5.2	47.0	48
44	39.6	4.0	35.6	37	59	53.1	5.3	47.8	49
45	40.5	4.0	36.5	38	60	54.0	5.4	48.6	50
46	41.4	4.1	37.3	38	61	54.9	5.5	49.4	51
47	42.3	4.2	38.1	39	62	55.8	5.6	50.2	52
48	43.2	4.3	38.9	40	63	56.7	5.7	51.0	52
49	44.1	4.4	39.7	41	64	57.6	5.8	51.8	53
50	45.0	4.5	40.5	42	65	58.5	5.9	52.6	54
51	45.9	4.6	41.3	43	66	59.4	5.9	53.5	55
52	46.8	4.7	42.1	43	67	60.3	6.0	54.3	56
53	47.7	4.8	42.9	44	68	61.2	6.1	55.1	57
54	48.6	4.9	43.7	45	69	62.1	6.2	55.9	57

续表

体重/kg	用量(0.9mg/kg)	先10%静脉推注(1mg/ml)	后90%静脉注射(1mg/ml)	泵入速度/ml·h⁻¹	体重/kg	用量(0.9mg/kg)	先10%静脉推注(1mg/ml)	后90%静脉注射(1mg/ml)	泵入速度/ml·h⁻¹
70	63.0	6.3	56.7	58	86	77.4	7.7	69.7	71
71	63.9	6.4	57.5	59	87	78.3	7.8	70.5	72
72	64.8	6.5	58.3	60	88	79.2	7.9	71.3	73
73	65.7	6.6	59.1	61	89	80.1	8.0	72.1	74
74	66.6	6.7	59.9	61	90	81.0	8.1	72.9	75
75	67.5	6.8	60.7	62	91	81.9	8.2	73.7	75
76	68.4	6.8	61.6	63	92	82.8	8.3	74.5	76
77	69.3	6.9	62.4	64	93	83.7	8.4	75.3	77
78	70.2	7.0	63.2	65	94	84.6	8.5	76.1	78
79	71.1	7.1	64.0	65	95	85.5	8.6	76.9	79
80	72.0	7.2	64.8	66	96	86.4	8.6	77.8	80
81	72.9	7.3	65.6	67	97	87.3	8.7	78.6	80
82	73.8	7.4	66.4	68	98	88.2	8.8	79.4	81
83	74.7	7.5	67.2	69	99	89.1	8.9	80.2	82
84	75.6	7.6	68.0	70	100	90.0	9.0	81.0	83
85	76.5	7.6	68.9	71					

家属的沟通宣教。

7. 静脉用药后 24 小时内暂不进行有创操作,如留置胃管、导尿、深静脉穿刺等,不使用其他抗凝、抗血小板药物。

8. 用药后 24 小时及时复查头颅 CT,24 小时内严密观察神经功能体征的变化,评估颅内缺血区域的静脉溶栓效果。

9. 24 小时头颅 CT 复查无出血后,可行抗血小板或抗凝治疗。

10. 护理记录应详细、及时、准确。

四、静脉溶栓桥接机械取栓治疗

机械取栓是利用导丝、支架、导管等器械将血栓取出体外。对于颈动脉的 T 型闭塞、大脑中动脉 M_1 段闭塞、后循环常见的粥样硬化斑块导致的血管闭塞,单纯药物溶栓,血管再通率较低,机械取栓可用于弥补静脉溶栓治疗大动脉栓塞的不足。

(一)桥接治疗的适应证

1. 对于急性缺血性脑卒中患者,满足以下条件,可采用动脉机械取栓治疗。

(1)发病前 mRS 评分为 0 分或 1 分。

(2)明确缺血性脑卒中是由颈内动脉或大脑中动脉 M_1 段闭塞引起的。

(3)年龄 ≥ 18 岁。

(4)NIHSS 评分 ≥ 6 分,ASPECTS 评分 ≥ 6 分。

(5)发病 6 小时内。

2. 对于大脑中动脉 M_1 段及颈内动脉闭塞所致的急性缺血性脑卒中患者,如发病前 mRS 评分为 >1 分、ASPECTS<6 分或 NIHSS 评分 <6 分,在仔细分析获益风险后,可考虑对筛选后的患者进行动脉机械取栓。

3. 当患者同时满足静脉溶栓与动脉取栓要求,应首先进行静脉溶栓治疗,同时桥接机械取栓治疗。

（二）**桥接治疗护理要点**

1. 密切监测患者的神志、瞳孔、生命体征、肌力等,加强巡视,如患者出现严重头痛、高血压、恶心或呕吐或神经症状体征恶化,应立即报告医师并配合医师进行相应处理。

2. **监测和调控血压** 要求术前至术后 24 小时患者血压控制在 180/100mmHg 以下,血管再通成功患者可控制在 140/90mmHg 以下或较基础血压降低 20mmHg 左右,但不低于 100/60mmHg。

3. 桥接治疗患者,严格遵医嘱给予患者低分子肝素皮下注射、替罗非班微量泵持续泵入、阿司匹林口服、氯吡格雷口服等抗栓治疗,观察患者是否有皮肤黏膜出血、呕血、黑便、血尿等出血倾向。

4. 并发症的观察与护理同本节"脑动脉支架置入术"的术后护理。

5. 术后体位管理、术肢管理、穿刺部位护理同本节"脑动脉支架置入术"的术后护理。

6. 准确记录出入量,护理记录详细、及时、准确。

五、颅内动脉瘤介入治疗的护理

颅内动脉瘤是颅内动脉壁上的异常膨出,在未破裂之前多数无症状,出现的症状多由动脉瘤的占位效应、破裂出血及出血后血管痉挛引起。根据是否保留载瘤动脉,颅内动脉瘤介入治疗可以分为载瘤动脉重建性治疗和载瘤动脉非重建性治疗。载瘤动脉重建性治疗主要包括单纯弹簧圈栓塞、球囊辅助弹簧圈栓塞、支架辅助弹簧圈栓塞和血流导向装置置入等。载瘤动脉非重建性治疗主要包括瘤体及载瘤动脉的原位闭塞治疗和近端载瘤动脉闭塞治疗。

(一)心理护理

帮助患者稳定情绪,树立信心,耐心解释病情,消除其恐惧心理。

(二)术前准备、术后护理

颅内动脉瘤介入治疗的术前准备、术后护理同本节"脑血管造影术"中 DSA 的护理。

(三)并发症的护理

1. **穿刺点血肿及穿刺处股动脉假性动脉瘤** 血肿较小时一般不需处理,可自行逐渐吸收。血肿明显时,需局部加压包扎,患肢制动。出现假性动脉瘤时,需通过听诊或血管超声确定瘤颈位置,每天压迫瘤颈 15~20 分钟。

2. **脑血管痉挛**

(1)脑血管痉挛无特异性症状,需密切观察生命体征变化,血压变化可引起脑灌注量改变,从而诱发并加重脑血管痉挛,应维持血压稳定。血管内动脉瘤栓塞术后应严密观察和控制血压变化。

(2)对于神志清楚的患者应注意倾听其主诉,定时观察神志、意识、瞳孔、肌力、肌张力、病理反射,有无局灶神经功能缺损症状。

(3)遵医嘱术前、术后预防性使用抗血管痉挛药物尼莫地平。尼莫地平微量泵泵入使用注意事项:①尼莫地平需要避光保存,输注时选择专用避光注射器及避光泵前管道;②持续静脉注射泵输入,以维持其有效、恒定的血药浓度,利于发挥药效;③保持静脉通路通畅,防止管道脱落、扭曲等;④密切观察血压变化,泵入药物的过程中如果血压低于目标值,需减少泵入量或暂停输注。

(4)在确定颅内动脉瘤被完全栓塞的情况下,3H(高血压、高血容量、高血稀释度)治疗可有效预防脑血管痉挛。

3. 动脉瘤破裂出血　当患者出现剧烈头痛、血压升高、意识水平进行性下降、瞳孔大小发生变化、一侧肢体活动受限等,应警惕出血的发生。

4. 脑梗死　如患者出现肢体活动障碍,瘫痪、失语,甚至神志不清,应考虑有脑梗死的可能。要立即进行CT检查,明确诊断。确诊后,需及时给予扩血管、扩容或溶栓治疗。为预防脑血栓,术中应正规适量地肝素化,术后给予低分子肝素皮下注射,每日2次,抗凝3天后改为阿司匹林口服。用药过程中注意观察有无出血倾向。

六、去骨瓣减压术

去骨瓣减压术是用于治疗重型颅脑创伤、自发性脑出血、大面积脑梗死、应用脱水药等降颅内压无效患者所采取的挽救生命的方法。临床多采用半球开颅、双侧开颅、颅后窝去骨瓣等方式以达到减压的作用。

（一）术前准备

1. 常规头部备皮，术前禁食水。

2. 根据头部影像结果定位血肿部位、减压位置，设计并标记手术切口。

3. 术前 6 小时禁食、4 小时禁饮。

4. 做抗生素皮试、备血。

5. 常规留置尿管，保留导尿。

（二）术后护理

1. 严密观察生命体征，注意观察患者的瞳孔和意识变化，观察患者的呼吸型态、血氧饱和度的变化，如有异常，及时报告医师。

2. 严密观察患者的病情变化，维持血压稳定，防止血压波动导致颅内出血。

3. 保持呼吸道通畅，持续吸氧以改善脑缺氧，及时清理呼吸道分泌物。

4. 观察头部伤口的敷料情况，定期换药，保持切口清洁干燥，防止伤口感染。

5. 对于留有头部引流者，每日记录引流情况，定时倾倒引流液。观察引流液的量、色、性状。注意引流管的位置,确保充分引流,避免管道牵拉、意外拔管。

6. 头部去骨瓣处禁压,因脑组织没有骨板的保护,容易造成脑组织挤压伤。

7. 按医嘱准确使用脱水降颅内压药物,预防术后脑水肿及水、电解质失衡等并发症,注意观察颅内压的变化。

8. 观察去骨瓣处脑组织的膨隆状态,估计颅内压的高低,观察有无切口疝。

9. 加强昏迷患者的翻身、叩背、吸痰等操作,做好呼吸道的管理及生活护理。

10. 积极给予营养支持治疗,加强心理护理。

七、颅内血肿清除术

通过术前 CT 定位病变部位,确定手术区域,采取去骨瓣或钻孔引流的方式清除血肿,达到止血、降颅内压的目的。

(一) 术前护理

1. 常规头部备皮,术前禁食、水。

2. 根据头部 CT 结果定位血肿部位及手术方式,深部的血肿且出血量不大时可在床旁行血肿碎吸术。血肿大且占位效应明显、浅表血肿可急诊行颅内血肿清除术。

3. 术前 6 小时禁食、4 小时禁饮。

4. 做抗生素皮试、备血。

5. 常规留置尿管,保留导尿。

（二）术后护理

1. 严密观察患者的生命体征,特别是术后神志、瞳孔、意识变化,颅内血肿清除后的疗效。

2. 观察头部伤口的敷料情况,定期换药,保持切口清洁干燥,防止伤口感染。

3. 严密观察病情变化,维持血压稳定,防止血压波动导致颅内出血。

4. 对于留有头部引流者,每日记录引流情况,定时倾倒引流液。观察引流液的量、色、性状。注意引流管的位置,确保充分引流,避免管道牵拉、意外拔管。

5. 注意观察有无癫痫发作先兆,遵医嘱按时给予抗癫痫药物,预防术后发生癫痫而加重病情。

6. 按医嘱准确使用脱水降颅内压药物,预防术后脑水肿及水、电解质失衡等并发症。

7. 加强昏迷患者的翻身、叩背、吸痰等操作,做好呼吸道的管理及生活护理。

8. 对于偏瘫患者,给予按时翻身,做好皮肤护理,保持舒适卧位及功能位。病情允许时,应早期指导患者进行肢体功能康复锻炼。对于失语患者,病情允许时,应早期进行语言功能康复锻炼。

9. 积极给予营养支持治疗,加强心理护理。

八、动脉瘤夹闭术

颅内动脉瘤系指颅内局部血管异常所引发的脑血管壁瘤样异常突起,是引起自发性蛛网膜下腔出血的最常见原因。动脉瘤是脑血管病汇总病死率最高的疾病,据统计,动脉瘤第一次破裂后病死率为 30%~40%。破裂动脉瘤不行手术夹闭或血管内栓塞治疗可能导致再出血,多发于第一次蛛网膜下腔出血后 4~10 天,第 2 次出血的病死率为 30%~60%,第 3 次出血者病死率几乎是 100%。开颅动脉瘤夹闭是一个传统手术,它的优点就是直观、稳妥、可靠。特别是在介入手术非常成熟的今天,动脉瘤开颅夹闭术仍然是一个重要的治疗选择。

(一)术前护理

1. **心理护理** 入院时做好宣教,为患者讲解成功案例,提高患者信心,使患者保持情绪稳定,避免各种不良刺激,必要时遵医嘱给予镇静药。

2. **一般护理**

(1)患者在出血 2~3 周内应绝对卧床,严密观察患者的神志、瞳孔及生命体征变化,做好血压的监测。

(2)加强巡视,观察患者有无颅内压增高的表现,及时发现病情变化,采取治疗措施。积极预防呼吸道感染,避免感冒、用力咳嗽、打喷嚏等。

(3)给予清淡易消化的饮食,鼓励患者多进食水果、蔬菜等纤维素含量多的食物,保持大便通畅,必要时遵医嘱给予缓泻药。

(4)卧床患者根据皮肤情况 1~2 小时翻身、叩背一次,防止发生坠积性肺炎和皮肤压力性损伤。

(5)保持病室安静,减少探视,创造良好的休养环境。

(6)告诫患者戒烟、酒,防止术后呼吸道并发症的发生。

(7)DSA 护理详见本节"脑血管造影术"。

(8)对烦躁不安、癫痫的患者,遵医嘱正确使用镇静药和抗癫痫药,动态评估患者的疼痛情况并记录。

3. 协助患者完善各种检查,常规头部备皮,术前禁食、水,保证患者充分休息。

(二) 术后护理

1. 严密观察患者的生命体征,特别是意识和瞳孔的变化,有异常及时报告医师并记录。

2. 观察患者的手术切口有无渗血、渗液,保持伤口干燥、清洁。

3. 持续低流量吸氧,保证脑细胞的氧供。

4. 准确记录液体出入量,以保证出入量的平衡。

5. 使用血管扩张药及降压药时,应严密观察患者的血压变化及有无其他不适。

6. 观察患者的头痛症状及肢体活动情况,及时发现颅内出血及脑血管痉挛、脑梗死的征兆。

7. 遵医嘱按时给予抗癫痫药。

8. 鼓励患者进食高蛋白质食物,以增加组织的修复能力,确保机体的营养供给。

9. 卧床期间每日床上进行活动肢体,偏瘫患者每日被动活动肢体 2~3 次,每次 15~20 分钟,以预防下肢深静脉血栓的形成。

10. 卧床患者按时翻身、叩背,按摩受压部位,防止发生坠积性肺炎和皮肤压力性损伤。

11. DSA 护理详见本节"脑血管造影术"。

12. 积极给予营养支持治疗,加强心理护理。

(胡秀兰　袁巧玲)

参 考 文 献

［1］ 中国卒中学会. 中国脑血管病临床管理指南 [M]. 北京：人民卫生出版社. 2019.

［2］ 中华医学会神经病学分会，中华医学会神经病学分会脑血管病学组，中华医学会神经病学分会神经血管介入协作组. 中国急性缺血性脑卒中早期血管内介入诊疗指南 2018 [J]. 中华神经科杂志，2018，51 (9): 683-691.

［3］ POWERS W J, RABINSTEIN A A, ACKERSON T, et al. 2018 Guidelines for the Early Management of Patients With Acute Ischemic Stroke: A Guideline for Healthcare Professionals From the American Heart Association/American Stroke Association [J]. Stroke, 2018, 49 (3): 46-110.

［4］ 中国老年医学学会急诊医学分会，中华医学会急诊医学分会卒中学组，中国卒中学会急救医学分会. 急性缺血性卒中急诊急救中国专家共识 (2018 版)[J]. 中华急救医学杂志，2018, 27 (7): 721-728.

［5］ 常红，杨莘，梁潇，等. 缺血性脑卒中患者静脉溶栓院内流程优化研究 [J]. 中国护理管理，2017, 17 (8): 1081-1086.

［6］ 常红，许亚红，陈琳. 急性脑梗死阿替普酶静脉溶栓后出血时间特征分析及护理 [J]. 护理研究，2016, 30 (12): 1520-1522.

［7］ CHANG H, WANG X, YANG X, et al. Digestive and urologic hemorrhage after intravenous thrombolysis for acute ischemic stroke: Data from a Chinese stroke center[J]. J Int Med Res, 2017, 45 (1): 352-360.

［8］ 丁晴，周珊珊，金平. Solitaire AB 支架机械取栓治疗急性脑梗死的围手术期护理体会 [J]. 安徽医学，2018, 39 (2): 226-228.

［9］ 郭红梅，李丽，晋子纯，等. Solitaire AB 支架机械取栓治疗急性脑梗死患者围手术期护理的研究进展 [J]. 中西医结合心脑血管病杂志，2018, 16 (17): 2519-2522.

［10］ ISMALIA DE SOUSA. Thrombectomy in acute ischaemic stroke and the implications for nursing practice [J]. British Journal of Nuroscience Nurse, 2016, 12 (5): 28-31.

［11］ 李德昊. 去骨瓣减压术在高血压脑出血手术治疗中的应用 [J]. 中国实用神经疾病杂志，2015, 18 (5): 20-22.

［12］王艳, 肖哲曼, 陈康, 等. 去骨瓣减压术与保守疗法治疗恶性大脑中动脉脑梗死疗效的 Meta 分析 [J]. 中华神经医学杂志, 2015, 14 (11): 1122-1127.

［13］JUTTLER E, UNTERBERG A, WOITZIK J, etal. Hemicraniectomy in older patients with Extensive middle-cerebral-artery stroke [J]. N Engl J Med, 2014, 370: 1091-1100.

［14］中华医学会神经病学分会, 中华医学会神经病学分会脑血管病学组. 中国急性缺血性脑卒中诊治指南 2014 [J]. 中华神经科杂志, 2015, 48 (4): 246-257.

［15］中华医学会神经病学分会, 中华医学会神经病学分会神经血管介入协作组. 脑血管造影操作规范中国专家共识 [J]. 中华神经科杂志, 2018, 51 (1): 7-13.

第三章

脑卒中标准化健康教育

第一节　脑卒中高危人群一级预防教育

一、脑卒中危险因素的识别

(一) 可干预的危险因素

1. 高血压　高血压是引起脑卒中的主要危险因素，在控制其他危险因素后，收缩压每升高 10mmHg，脑卒中发病的相对危险增加 49%，舒张压每增加 5mmHg，脑卒中发病的相对危险增加 46%。

2. 吸烟　吸烟的近期效应可能会促进狭窄动脉的血栓形成，其远期效应可能会加重动脉粥样硬化，两者共同增加了脑卒中发生的风险，对动脉粥样硬化不明显和没有心源性栓子证据的患者而言，可使不明原因脑卒中的发生风险提高将近 3 倍。

3. 糖尿病　糖尿病可以将脑卒中的风险增加 1 倍以上，大约 20% 的糖尿病患者最终将死于脑卒中。

4. 心房颤动　调整其他血管危险因素后，单独心房颤动 (atrial fibrillation) 可以增加脑卒中风险 4~5 倍。

5. **血脂异常** 血脂异常与缺血性脑卒中发生率之间存在明显相关性,血脂异常伴高血压、糖尿病、心血管疾病患者不论基线低密度脂蛋白胆固醇(LDL-C)水平如何,均提倡采用他汀类药物治疗,将 LDL-C 降至 1.8mmol/L(70mg/dl)以下或使 LDL-C 水平比基线时下降 30%~40%。

6. **无症状性颈动脉狭窄** 中国人群的颅内动脉粥样硬化狭窄(intracranial atherosclerotic stenosis,ICAS)所致脑卒中的发生率高达 33%~67%,50%~99% 的无症状性颈动脉狭窄者脑卒中的年发病率在 1.0%~3.4%。

7. **饮食方式** 针对患者特点及饮食结构做相应的个体化调试,如推荐一般人群的钠摄入量 <2.3g/d,钾摄入量为至少 4.7g/d。

8. **缺乏身体活动** 积极参加身体活动的男性和女性的脑卒中死亡风险较极少活动的人降低 25%~30%。

9. **肥胖** 伴发高血压、心脏病及糖尿病的脑卒中与超重或肥胖相关。

10. **高同型半胱氨酸血症** 同型半胱氨酸血浆水平的升高与动脉粥样硬化性疾病存在联系,可使包括脑卒中在内的动脉粥样硬化性血管病的危险性增加 2~3 倍。

11. **睡眠呼吸紊乱** 睡眠呼吸暂停为脑卒中的独立危险因素,且与睡眠呼吸暂停的严重性相关。

12. **口服避孕药 / 激素替代疗法** 最初的避孕药物(如 >50mg 的雌激素)与脑卒中危险高度相关。

13. **饮酒 / 违禁药物** 长期大量饮酒和急性酒精中毒是导致青年人脑梗死的危险因素。同样,在老年人中,大量饮酒也是缺血性脑卒中的危险因素。每天饮酒>60g 者发生脑梗死的危险性明显增加。

14. 高凝状态 / 炎症　狼疮抗凝物质、抗心磷脂抗体的增高及蛋白 C、蛋白 S 和抗凝血因子Ⅲ缺乏引起的高凝状态与脑卒中相关,血管的炎性状态可使脑卒中的风险增加。

(二) 不可干预的危险因素

1. 年龄　年龄是最重要的脑卒中危险因素。脑卒中的发病率随着年龄的增加而增长,55 岁后,每 10 年增加 1 倍。脑卒中的发病率:老年人大于中年人,青年人大于儿童。

2. 性别　男性脑卒中的发生率比女性约高 30%。

3. 种族　不同种族的脑卒中发病率不同,可能与遗传因素有关。社会因素(如生活方式和环境)也可能起一部分作用。

4. 家族遗传性　脑血管病家族史是脑卒中发生的一个因素。父母双方直系亲属发生脑卒中或心脏病时小于 60 岁即为有家族史。

5. 出生低体重　出生体重 <2 500g 者发生脑卒中的概率高于出生体重 ≥ 4 000g 者 2 倍以上。

二、脑卒中早期症状的识别

公众应当知晓两个或以上的脑卒中症状及体征(突发无力、突发言语不清、突发视力障碍、突发头痛、突发头晕),并且应该意识到及时就诊的必要性,能够采取适宜的反应(寻找紧急医疗救护)。

（一）脑卒中的常见症状

1. 症状突然发生。

2. 一侧肢体（伴或不伴面部）无力、笨拙、沉重或麻木。

3. 一侧面部麻木或口角歪斜。

4. 说话不清或理解语言困难。

5. 双眼向一侧凝视。

6. 一侧或双眼视力丧失或视物模糊。

7. 视物旋转或平衡障碍。

8. 既往少见的严重头痛、呕吐。

9. 上述症状伴意识障碍或抽搐。

（二）注意事项

1. 当具有脑卒中危险因素（如高血压、心脏病、糖尿病等）者突然出现上述表现时，应高度怀疑患者发生了脑卒中，立即送往医院。

2. 突然出现神志模糊或昏迷者也要意识到发生脑卒中的可能性，立即送往医院。

3. TIA 是缺血性脑卒中最重要的危险因素或临床前期，近期频繁发作的 TIA 是脑梗死的先兆，TIA 患者第 1 年发生脑卒中的危险性最高，在以后 5 年内脑卒中的发病率可达 35%~75%。

4. 怀疑为 TIA 的患者，应立即前往医院，由专科医师对其进行评估与治疗。

（三）短暂性脑缺血发作的预警症状

短暂性脑缺血发作的预警症状详见表 3-1。

表 3-1 短暂性脑缺血发作的预警症状

典型的 TIA 症状	非典型的 TIA 症状（若以下症状单独发生，不伴有典型的 TIA 症状）
单侧无力	全身无力
单侧感觉异常	全身感觉症状
一过性黑矇	意识模糊、意识障碍或晕厥
眩晕	头晕或轻微头痛
构音障碍或失语	健忘症
偏盲	双眼视野缺损或视野中出现闪光点
	大小便失禁

三、脑卒中风险的评估

（一）护理人员掌握脑卒中风险评估判断方法的意义及目标

1. 促进公众对脑卒中风险因素的认识。

2. 确定那些未意识到自身风险的脑卒中高危个体。

3. 评估个体中病因明确并且通过适当干预可以降低的风险。

4. 制定初级预防健康教育计划。

5. 掌握风险程度，制定预防措施。

（二）脑卒中风险评估方法

脑卒中高危人群都应进行脑卒中风险评估。风险评估工具的使用，可以帮助那些能够从治疗干预中受益和那些可能不会因任何一种危险因素而接受治疗的个体。以下介绍几种常用的脑卒中风险评估方法。

1. **脑卒中危险因素筛查** 脑卒中风险评估分级的判定见表 3-2。

表 3-2 脑卒中风险评估分级的判定

高血压	☐	≥ 140/90mmHg		
血脂情况	☐	血脂异常或不知道		
糖尿病	☐	有		
吸烟	☐	有		
心房颤动或瓣膜性心脏病	☐	心跳不规则		
体重	☐	明显超重或肥胖(BMI ≥ 28kg/m^2 为肥胖)		
运动	☐	缺乏运动		
脑卒中家族史	☐	有		
评估结果	高危	☐	存在 3 项及以上上述危险因素	
		☐	既往有脑卒中(中风)病史	
		☐	既往有短暂性脑缺血发作病史	
	中危	☐	具有 3 项以下危险因素,但有高血压、糖尿病、心房颤动之一者	
	低危	☐	具有 3 项以下危险因素且无高血压、糖尿病、心房颤动或瓣膜性心脏病等慢性病患者	

2. **TIA 早期脑卒中风险预测工具** ABCD^2 评分(表 3-3)能确定 TIA 患者是否为脑卒中的高危人群;ABCD^2 评分 0~3 分判定为低危人群;4~5 分为中危人群;6~7 分为高危人群。所有怀疑 TIA 的患者应该进行包括明确脑卒中风险在内的全面评估,应在治疗的初期就根据

ABCD^2 评分工具预测 TIA 患者发生脑卒中的风险程度（表 3-4）。

表 3-3 ABCD^2 评分量表

ABCD^2 评分（总分 0~7 分）	得分 / 分
A. 年龄 ≥ 60 岁	1
B. 血压 ≥ 140/90mmHg	1
C. 临床表现	
单侧肢体无力	2
有言语障碍而无肢体无力	1
D. 症状持续时间	
≥ 60 分钟	2
10~59 分钟	1
D. 糖尿病：口服降糖药或应用胰岛素治疗	1

表 3-4 根据 ABCD^2 评分工具预测 TIA 患者发生脑卒中的风险程度

ABCD^2 评分	0~3 分（低危）	4~5 分（中危）	6~7 分（高危）
在 TIA 患者中的比例	34.0%	45.0%	21.0%
发生脑卒中的风险			
2 天	1.0%	4.1%	8.1%
7 天	1.2%	5.9%	11.7%
30 天	3.1%	9.8%	17.8%

四、脑卒中的院前急救护理

院前急救护理指的是患者到达医院前的一系列抢救与护理措施，使患者能在最短时间内接受专业人员的诊治、护理和生命支持，包括给予最基础的生命支持，降低颅内压、减轻脑水肿等,使患者病情缓解、疼痛减轻、并发症减少,通过现场紧急处理和转运途中的监护,为进一步治疗提供有利条件。

(一) 院前急救的护理管理

1. 公众层面　需要广泛开展针对公众进行的脑卒中健康教育工作,提高识别脑卒中症状的意识及联系急救服务的能力。

2. 农村医疗机构　偏远地区及农村地区的医疗中心,应当通过网络与具有脑卒中专科的医院联系,同时对患者进行快速评估,并协助患者快速转运。

3. 院前急救系统人员　需要对脑卒中专业人员进行培训和继续教育,使其能够使用简单的评价工具尽快识别出脑卒中患者;需要建立一套完整的管理和转运系统;需要建立脑卒中资料库,连续收集和分析资料。做到迅速识别并优先转运脑卒中患者。

(二) 现场急救护理

脑卒中发生的第一时间,进行正确、及时的抢救是降低患者致残、致死风险的关键。现场急救护理以避免时间延误作为主要目标。

脑卒中发现者应快速识别脑卒中症状,并立即拨打急救电话"120",同时采取以下措施。

1. 应使患者取仰卧位,头肩部垫高,呈头高脚低位,以减少头部血管的压力;将头偏向一侧,以防止痰液或呕吐物引起呛咳,或吸入气管造成窒息。如果患者口鼻中有呕吐物阻塞,应设法抠出,保持呼吸道通畅。如患者未清醒,切忌盲目给患者喂水或饮料。

2. 解开患者领口纽扣、领带、裤带、胸罩,如有义齿也应取出。

3. 如果患者是清醒的,要注意安慰患者,缓解其紧张情绪。宜保持镇静,切勿慌乱,不要哭喊或呼唤患者,避免造成患者的心理压力。

4. 打电话给急救中心时,须告知其家庭详细地址、简单叙述病情,让急救医师做好抢救的物品和心理准备。必要时不要放下电话,询问并听从医师指导进行处理。

5. 不要舍近求远,脑卒中患者必须分秒必争,时间就是大脑,不要只顾到有名气的医院而延误抢救时间。

6. 在没有医师明确诊断之前,切忌给患者服用药物(如止血药、安宫牛黄丸等),也包括平时服用的降压药,防止加重病情。在整个运送过程中,家属最好尊重急救医师的建议。

7. 搬运脑卒中患者,要使用正确的方法,2~3 人同时用力,一人托住患者头部和肩部,使头部不要受震动或过分扭曲,另一人托住患者的背部及臀部,如果还有一人,则要托起患者腰部及双腿,3 人一起用力,平抬患者移至硬木板床或担架上,放置到有足够空间的车上。不要在搬运时把患者扶直坐起,勿抱起患者或背扛起患者。切忌直接放置患者到自驾车或出租车后座上,因为自驾车和出租车后座太柔软,可能会使患者在运送过程中受到进一步的损害。

(三) 院前急救人员的救护

疑似脑卒中患者应优先被安排转运,并立即转运到最近的具有脑卒中救治能力的卒中中心。

1. **评估** 到达现场应对患者进行评估,评估内容包括:①气道、呼吸、循环(ABCs);②神经功能损失,可采用面、臂、语言、时间评分量表(the face arm speech time,FAST)或洛杉矶院前卒中筛查量表(Los angeles prehospital stroke screen,LAPSS)评估;③发病时间(当发病时间不详时,询问最后看起来正常的时间);④药物、现病史、既往史。

2. **现场处理的优先顺序** ABCs→心电监护→开放静脉通路→保持氧饱和度>94%(必要时给予氧气吸入)→测量血糖→暂禁食→通知接收医院的急诊(如有条件 EMS 还可直接提醒医疗机构的脑卒中团队加快对患者的应对)→转运至最近的卒中中心。

3. **不应给予的操作** 降低血压、静脉输入含糖液体、给予过多的静脉补液。

(常 红 赵 洁)

参 考 文 献

[1] 中华医学会神经病学分会,中华医学会神经病学分会脑血管病学组. 中国脑血管病一级预防指南 2015 [J]. 中华神经科杂志, 2015, 48 (8): 629-643.

[2] GOLDSTEIN L B, BUSHNELL C D, ADAMS R J, et al. Guidelines for the Primary Prevention of Stroke A Guideline for Healthcare Professionals From the American Heart Association/American Stroke Association [J]. Stroke, 2014, 45 (12): 3754-3832.

[3] WANG Y, ZHAO X, LIU L, et al. Prevalence and Outcomes of Symptomatic Intracranial Large Artery Stenoses and Occlusions in China [J]. Stroke, 2014, 45 (3): 663-669.

[4] FURIE K L, JAYARAMAN M V. 2018 Guidelines for the Early Management of Patients With Acute Ischemic Stroke: A Guideline for Healthcare Professionals From the American Heart Association/American

Stroke Association [J]. Stroke, 2018, 49 (3): e46-e110.

[5] BRANDLER E S, SHARMA M, SINERT R H, et al. Prehospital stroke scales in urban environments: a systematic review [J]. Neurology, 2014, 82 (24): 2241-2249.

第二节　脑卒中病房健康教育

在国家卫生健康委员会建立的脑卒中三级预防网中,医护人员应在患者住院期间积极开展二级预防干预,针对其危险因素进行健康教育,改变患者的不健康行为,以预防和降低脑卒中的复发。患者及其家属的健康教育是脑卒中医疗中十分重要的组成部分,应自始至终贯穿于脑卒中的医疗过程中。教育包括提供信息及技能,以及脑卒中患者及其家属所必需的技能知识。2017 年国家卫生和计划生育委员会(国家卫计委)脑卒中防治工程委员会开始进行脑卒中健康管理师的培训与认证,脑卒中管理师参与脑卒中病房的健康教育,使宣教的内容与方式更加专业化,加速了疾病治疗向健康管理的转变。

一、评估

评估的内容包括:患者存在的脑卒中危险因素,现有知识水平,治疗的依从性,对知识的接受程度。

二、健康教育内容

(一)疾病基础知识宣教
1. 介绍什么是脑卒中,其病因如何。

2. 脑卒中的症状及急性脑卒中发生后的紧急应对策略。

3. 脑卒中的危害。

4. 脑卒中的有关治疗方案。

5. **药物宣教**　包括服药原因、方法、药物的副作用及药物间的相互作用。

（二）患者及其家属应掌握的康复知识

1. 认识到早期康复对患者恢复的重要性。

2. 了解患者是否适合康复训练。

3. 认识到患者及其家属积极配合康复师进行康复训练的必要性。

4. 康复是一个长期的过程。

5. 患者及其家属了解康复训练的基本方法并且在出院后仍能坚持训练。

（三）患者及其家属应掌握的护理知识

1. 保持健康的生活方式。

2. 按时服药，积极控制引起脑卒中的危险因素。

3. 脑卒中患者及其家属所必须掌握的技能知识，如尿管、胃管的正确护理方法。

4. 教会偏瘫患者及其家属如何正确翻身及穿脱衣服等。

5. 根据患者的血压、血糖及血脂等情况指导患者合理饮食。

6. 安全知识宣教。

二、有针对性的健康教育计划

(一) 不健康行为改变的措施

1. **戒烟** 可考虑使用尼古丁替代疗法、安非他酮或去甲替林疗法、尼古丁受体部分激动剂治疗和/或行为疗法（Ⅰ级推荐，A 级证据）。

2. **避免过量饮酒** 大量饮酒的缺血性脑卒中或 TIA 患者应戒酒或减少饮酒量。

3. **改善饮食** 对患有脑卒中或 TIA 病史的患者来说，应遵循地中海式饮食，强调全谷类、禽类、鱼类、豆类、橄榄油和坚果，限制糖类和红肉的摄入。饮食应低脂肪（特别是以不饱和脂肪酸为主），并多吃水果和蔬菜。建议有脑卒中或 TIA 病史的患者将钠的摄入量减少到 <2.4g/d，进一步将钠的摄入量降至 <1.5g/d 也是合理的，并可更大幅度地降低血压。

4. **加强常规锻炼** 研究发现，长期锻炼可能是脑卒中发病的保护因素。具有从事体育锻炼能力的缺血性脑卒中或 TIA 患者推荐进行每周 4~7 天，每天 30~60 分钟中等强度的体育活动（如快步走、慢跑、骑脚踏车或其他运动锻炼），以减少可以导致脑卒中复发的危险因素及并发症。

(二) 健康教育个体化

在评估患者及其家属的现有知识水平后，根据需求制定个体化健康教育方案，针对患者及其家属不了解的知识进行重点讲解，讲解结束后进行反馈评价（如问卷调查),查看其对知识的掌握程度进而完善教育方案。

(三) 提高患者用药依从性

提高患者用药依从性是一项很复杂的工作,包括以下一项或几项干预措施。

1. 正确的信息来源、监督提醒人员、自我监管、咨询服务以及家庭治疗等。

2. 尽量降低每日的用药数量。

3. **通过多种方法提高患者用药的依从性** 如网络化平台管理服药指导、微信平台延续性护理等。

(四) 相关检查指导

相关检查指导内容包括各项检查前后的注意事项、检查准备等。

1. **多普勒超声检查** 最基本的参数为血流速度与频谱形态。血流速度增加可表示高血流量、动脉痉挛或动脉狭窄;血流速度减慢则可能是动脉近端狭窄或循环远端阻力增高的结果。脑血管超声和颈动脉超声检查前应尽量穿低领服装,其他无特殊准备,。

2. **头颅 CT 检查** 可显示脑部血肿部位、大小、形态,是否破入脑室,血肿周围有无低密度水肿带及占位效应、脑组织移位等。CT 平扫检查无特殊准备。强化 CT 检查应提前 3 小时停止进食,可适量饮水,并自带水 500ml。高血压患者按时服用降压药,有糖尿病并服用二甲双胍、有肾功能异常的患者需停药 48 小时(改服用其他降糖类药物),同时携带适量的糖或巧克力以备发生低血糖时食用。

3. **头颅磁共振成像** 具有比 CT 更高的组织分辨

率,且可直接多方位成像,无颅骨伪影干扰,又具有血管流空效应等特点,使其对脑血管疾病的显示率及诊断准确性比 CT 更胜一筹。检查前应去除金属物品。

(五)出院计划、护理的转化和综合性的社区护理

1. 住院康复　脑卒中系统应确保所有脑卒中患者在最初住院期间接受标准化筛查评估,以确定是否需要康复服务及此类治疗的类型、时间、地点和持续时间。

2. 出院前评估

(1)出院前,脑卒中患者及其照料者应该与跨专业治疗小组讨论并确定他们出院后的需要(如身体、情感、社会和经济)。

(2)出院前,应对所有患者进行评估,以决定其是否需要在出院后进行家访;必要时应进行家庭评估,以确保患者的居住环境安全及了解可获得的社区医疗服务情况。

3. 护理培训　多学科工作成员应在患者出院前,对照顾者进行培训。包括:①个人护理技巧、沟通方式、危险因素的管理;②吞咽障碍、肢体障碍,排尿障碍、语言障碍等其他脑卒中相关护理问题的培训。

4. 护理计划

(1)脑卒中患者、看护人员、医师和社区护理服务提供者应当加入到多学科团队中,共同制定护理计划。

(2)出院后,应按护理计划执行护理措施,并列出主要的医疗计划,包括自我管理策略、支持服务和复诊预约。

5. 出院计划

(1)制定出院计划是急性脑卒中患者整个出院流程的一部分。

（2）全科医师、基层医疗保健人员和社区服务提供者应在患者出院前尽早了解患者的出院计划和出院后的管理。

6. **社区康复**　以家庭医师为主要角色的社区康复管理是脑卒中患者康复的主要方式。逐步建立区域三级康复医疗服务体系,保证患者由机构向社区转诊康复的延续性和一致性。

7. **出院后的支持**

（1）出院后,医护人员应该与所有脑卒中患者和看护人员进行接触并提供教育。

（2）多家医院已设立卒中健康管理师职位,通过信息化管理平台为出院后患者解答用药、饮食、康复锻炼等疑问。

（六）健康教育效果的评价

患者及其家属在住院期间应掌握的脑卒中治疗内容如下。

1. 患者能够掌握脑卒中的危险因素。

2. TIA 患者由于没有意识到 TIA 是脑梗死最重要的危险因素,因而处于极度危险之中,应该教育患者认识到 TIA 的严重性,指导患者服用适宜药物防治脑卒中的发生。

3. 院前急救是及时提供脑卒中治疗的基础,应指导患者及其家属正确识别脑卒中的症状,包括一侧肢体麻木无力、语言不清、头痛、头晕、口角歪斜等。如果以上症状和体征持续时间超过 10 分钟,要在症状发生后立即拨打急救电话（"120"）启动紧急医疗服务系统。

4. 告知患者在溶栓时间窗内到达医院进行溶栓治疗,可提高急性缺血性脑卒中早期血管的再通率,改善预后。

5. 有肢体偏瘫、语言障碍的患者能够到提供康复训练服务的医疗机构学习康复训练的方法。

短暂性脑缺血发作 / 脑卒中的二级预防跨学科团队工作见表 3-5。

表 3-5　短暂性脑缺血发作 / 脑卒中的二级预防跨学科团队工作

评估(随访日期: ___年___月___日)	目标 / 行动计划		注释
当前正在使用的药物 _____ 药物过敏史: 无□ 有□ 如果有请详细说明 阿司匹林□ 氯吡格雷□ 阿司匹林和缓释双嘧达莫制剂□ 华法林□ 其他:	依从性 □良好(99% 服药率) □好(每周少服一次) □差(每周漏服 1 种或多种药物) □不确定 □目前未服用药物 哪些因素可以使您难以规律的服用药物 □药物无效 □经济负担 □教育欠缺 □其他(详细说明):		
	目标 □遵医嘱规律服药 □懂得为什么服药	行动计划 □温习药理学 □确认患者有服用药物 □片剂 / 胶囊盒	
危险因素 □身高:_____ □体重:_____ □ BMI:_____ 腰围:_____ 当前是否参照 CDA 饮食指南 无□ 有□ 如果无,请详细说明:__	目标 □ BMI(18.5~24.9kg/m²) 腰围 □ <88cm 女性 □ <102cm 男性	行动计划: □设立减肥目标 □控制饮食 □参考营养分类 □咨询营养学家 □规律锻炼 □其他	

续表

评估(随访日期: ___年___月___日)	目标 / 行动计划		注释
心房颤动:□否 □是 新发□ 慢性□ 阵发性□ 不明□ 华法林(INR2~3) □否 □是 其他:_____	目标 □在心房颤动存在时最大限度减少心血管的栓塞时间	行动计划 宣教参考:华法林&常规 INR 检查 宣教参考:影响疗效的饮食因素 INR/ 药物	
高血压(目标 <140/90mmHg) 否□ 是□ (间隔 2 分钟测 3 次) BP#1_____ BP#2_____ BP#3_____ 立位_____ 家庭监测 否□ 是□ 结果:_____	目标 控制血压 <140/90mmHg 糖尿病患者 控制血压 BP<130/80mmHg	行动计划 □再次学习家庭血压监测 □再次学习"居家测血压" □考虑 24 小时血压监测 □药物依从性的教育	
血脂异常 否□ 是□ LDL_____ TC/HDL_____ 记录:_____	目标 LDL<1.8mmol/L TC/HDL<4	行动计划 □健康饮食 □咨询营养师 □开始药物治疗	
糖尿病:□否 □是 1 型□ 2 型□ 家庭血糖监测 □否 □是 结果:_____ 指血糖(目标 4~7mmol/L): _____ 糖化血红蛋白(目标<7%): _____	目标 □指血糖和糖化血红蛋白稳定在正常范围内	行动计划 □减肥 □规律锻炼 □糖尿病手册 □家庭血糖监测 □参考糖尿病培训计划 □开始药物治疗	

续表

评估(随访日期: ___年___月___日)	目标/行动计划	注释
心脏病史:□否 □是 胸痛:无□ 有□ 静息时□ 活动时□		
颈动脉疾病 狭窄程度:左___右___	行动计划 □参考适当的血 管内治疗	

(颜秀丽)

参 考 文 献

［1］ KERNAN W N, OVBIAGELE B, BLACK H R, et al. Guidelines for the prevention of stroke in patients with stroke and transient ischemic attack: a guideline for healthcare professionals from the American Heart Association/American Stroke Association [J]. Stroke, 2014, 45 (7): 2160-2236.

［2］ HOOKWAY C, GOMES F, WEEKES C E, et al. Royal College of Physicians Intercollegiate Stroke Working Party evidence-based guidelines for the secondary prevention of stroke through nutritional or dietary modification [J]. J Hum Nutr Diet, 2015, 28 (2): 107-125.

［3］ 国家卫生健康委脑卒中防治工程委员会. 中国脑卒中防治报告 (2019 年)[M]. 北京 : 人民卫生出版社 , 2019: 162-165.

［4］ 孙利华 , 张华 , 傅根莲 , 等 . 基于微信的延续护理对轻型卒中患者药物依从性及生存质量的影响 [J]. 护士进修杂志 , 2018, 33 (5): 477-479.

［5］ ADEOYE O, NYSTRÖM KV, YAVAGAL D R, et al. Recommendations for the Establishment of Stroke Systems of Care: A 2019 Update [J]. Stroke, 2019, 50 (7):e187-e210.

［6］ 袁文超 , 张颖 , 杨坚 , 等 . 区域三级康复网络服务体系对脑卒中患者生活自理能力及生存质量的影响 [J]. 中国康复 , 2016, 31 (4): 290-291.

［7］ LAU K K, CHUA B J, NG A, et al. Low-Density Lipoprotein Cholesterol and Risk of Recurrent Vascular Events in Chinese Patients With Ischemic Stroke With and Without Significant Atherosclerosis[J]. J Am Heart Assoc, 2021,10(16):e021855.

第三节　脑卒中预防复发的行为干预

一、脑卒中患者及其照顾者的依从性及知识水平评估

（一）脑卒中患者及其照顾者依从性的评估

1. 依从性的概念　依从性主要用"compliance""adherence""concordance"表示，依次被译为"遵医性""用药依从性""一致性"。由单纯的患者遵照医嘱的程度逐步过渡到患者遵照自己认同的医嘱的程度。它开始强调患者的地位和参与性，需要医师与患者沟通后再确定医嘱，患者有自由决定是否遵医嘱，且医师在依从行为中承担主要责任。依从性可分为完全依从、部分依从（超过或不足剂量用药、增加或减少用药次数等）和完全不依从三类。

2. 脑卒中患者及其照顾者依从性的评估

（1）患者依从性的评估：病情、自我照顾能力、文化程度、接受能力、经济情况。

（2）照顾者依从性的评估：身份（与患者关系）、文化程度、接受能力、知识水平。

（二）脑卒中患者及其照顾者知识水平的评估

1. 评估患者/照顾者是否知道脑卒中的症状。

2. 评估患者/照顾者是否知道脑卒中的危险因素及自身存在哪些危险因素。

3. 评估患者／照顾者是否知道脑卒中发生后的急救措施。

4. 评估患者／照顾者是否知道控制血压与脑卒中的关系。

5. 评估患者／照顾者是否知道控制血糖与脑卒中的关系。

6. 评估患者／照顾者是否知道控制血脂与脑卒中的关系。

7. 评估患者／照顾者是否知道合理膳食与脑卒中的关系。

8. 评估患者／照顾者是否知道戒烟限酒与脑卒中的关系。

9. 评估患者／照顾者是否知道适量运动与脑卒中的关系。

10. 评估患者／照顾者是否知道控制体重与脑卒中的关系。

11. 评估患者／照顾者是否知道脑卒中常用药物使用注意事项。

12. 评估患者／照顾者是否知道脑卒中的治疗原则。

二、认知行为干预方法

脑卒中是一种发病率高、病死率高、致残率高的疾病。随着人们生活水平的提高,不良生活习惯的增加,脑血管病的发病率不断上升,也在不断年轻化,严重威胁着人类的生命和健康。其主要病因和危险因素,除了遗传和环境因素外,以生活方式问题居多,控制这些因素,简单的健康教育难以奏效,采取有效的行为干预措施是切实可行并行之有效的方法。

(一) 认知行为干预方法

认知行为干预(cognitive behavior therapy,CBT)是一组通过改变思维、信念和行为的方法来改变不良认知、消除不良情绪和行为的短程心理治疗方法,运用认知重建、心理应对、问题解决等技术进行心理辅导和干预。

1. **恐惧唤醒法**　激发危机意识或紧张心理,促进态度行为改变。

(1)当人们对某一问题处于无知或知之不多的情况下时,此法可引起警觉,提高反应能力和思考能力,促进态度转变。选用反面材料时应实事求是,不能夸大事实,在说明危害时,要指出这类危害是可以预防和避免的。

(2)当某人对某一健康问题已处于高度紧张状态时,再给予恐吓性信息,会使其采取回避态度,降低理智思考及采取正确行为的能力。此时应提供积极性信息,使其了解危害因素的可控性及可预防性,提供指导性信息及解决问题的方法,从而降低其恐惧心理,激发保健行为。

2. **论证法**　以一定的理由为依据,向对方证明自己观点的真实性、正确性和必要性。

(1)直接证明:运用事实和道理作依据,证明某个观点的正确性和真实性。

(2)间接证明:用反驳的方法证明某观点不对。

(3)归谬法:不直接反驳,而假设对方观点有道理,由此引出荒谬结论,令对方心甘情愿改变观点。

3. **人际效应法**　动之以情,寻找其最牵挂的人或事。

（二）认知行为干预方法实践

1. 脑卒中相关知识的宣教　与西方国家相比,我国脑血管病的发病率和死亡率明显高于心血管疾病,一个不容忽视的原因是很多人缺乏科学的防病保健知识,养成了不健康的生活方式。因此要重视对脑卒中恢复期患者及其家属的健康宣教和康复指导,提高脑卒中恢复期患者对康复的认知。系统规范的健康教育可以使患者对脑卒中有一个比较正确、客观的认知和评价,提高患者对治疗的依从性,改善生活质量。避免采用单一的说教式,可采用图片、广播、科普书、墙报壁报、光盘、健康大讲堂等形式进行知识的普及。宣教场所可由病房、科室、院内门诊拓展到公园、工作单位、社区。同时要因人施教,对文化程度低的患者,以康复方法和注意事项为主,并注意增加教育的频次并延长教育的时间;对文化程度高的患者可从脑卒中的危险因素、脑卒中的诱因、脑卒中的先兆、并发症的预防、不适症状的处理、肢体语言的康复、安全用药、健康饮食、心理健康、生活注意事项等多方位进行教育,教育的形式可以多样化,以满足不同文化层次患者的需要。

2. 康复娱乐互动式活动　脑卒中恢复期患者参与能力明显不足,也说明了脑卒中恢复期患者由于运动功能障碍而影响了其社会参与能力,不利于疾病的康复。所以应为患者提供方便的康复环境,定期组织团体康复娱乐活动,使脑卒中后有心理障碍的患者走出抑郁状态,消除孤独,积极参与康复治疗。采用互动式活动强化健康行为,如居家测血压方法演示讲座、举办社区患者联谊会,对常见问题进行交流解答,由态度积极的患者自述经历带动其他患者。

3. 改善不良的生活方式　针对态度消极的患者,可采用趣味性更强的参与性活动,如厨艺大赛,通过对食物的品评,侧面提示健康合理饮食的重要性,促进患者改善不良的生活方式。

4. 评价　采用随访式方法,定期对患者的行为干预执行情况及效果进行评价。

(1)制定家庭访视时间:由管床医师及护士组成访视小组,定期为患者上门服务及对家庭现场康复护理进行指导。

(2)建立患者个人档案:每次家庭访视后都有详细记录,并将资料存档保存。

(3)家庭访视内容:①全面评估患者的整体情况和健康需求,包括家庭环境,家庭成员的情况,患者的饮食、治疗、排泄、自理能力、心理状态、有无其他躯体疾病及并发症。评估患者及家属对健康知识的了解程度并测定患者对家庭访视护理的需求程度;跟踪患者原来存在的问题是否得到改善,并现场评估有无新的问题出现;②根据不同的个体及家庭环境,制定适合患者的康复计划,如洗脸、穿衣、吃饭、如厕等自理能力的训练,给予督促指导,采取有针对性的护理措施;③与患者家属沟通,了解患者的遵医行为,了解患者及其家属掌握疾病相关知识、危险因素及自我护理技能的情况、不良生活方式的改进情况,并予以指导和纠正,直至其掌握为止;④了解患者的心理需求,让家属多关心患者,鼓励患者多沟通、多交流,参加力所能及的社区活动,使其得到有效的家庭、社会支持。

(4)评价疾病相关知识知晓率、主动参与功能锻炼的情况。

三、个体化健康行为推荐执行方案

指导患者进行自我评价,根据自身的危险因素及不良生活方式选择适宜的干预措施(详见本章第一节)(表3-6~表3-9),并定期(每个月)进行干预后效果评价。

表3-6 个体化健康行为推荐执行方案(自我评价表)

不良生活方式及危险因素	原有状态	执行干预措施后自评改善效果					
		第1个月	第2个月	第3个月	第4个月	第5个月	第6个月
高血压							
糖尿病							
心脏病							
吸烟							
饮酒							
肥胖							
缺乏体育锻炼							
饮食营养不合理							

注:表格填写方法如下。①评估自身存在哪些不良生活方式及危险因素,在"原有状态"中填写。例如:高血压患者填写目前血压水平、是否坚持治疗及用药情况;糖尿病患者填写目前血糖水平、是否坚持治疗及用药情况;心脏病患者填写目前不适症状、是否坚持治疗及用药情况;吸烟患者填写每日吸烟情况;饮酒患者填写每日饮酒情况;肥胖患者填写目前体重指数及腰围;缺乏体育锻炼患者填写目前锻炼的种类、时间、频率;饮食营养不合理患者填写目前饮食嗜好。②评价执行干预措施后的改善效果,定期就自身的不良生活方式及危险因素情况进行再评,与原有状态进行比较,评价干预效果。

表 3-7 对可干预行为危险因素的推荐

危险因素	推荐	证据等级
吸烟	建议有吸烟史的缺血性脑卒中或 TIA 患者戒烟	I 级推荐，A 级证据
	建议缺血性脑卒中或 TIA 患者避免被动吸烟，远离吸烟场所	II 级推荐，B 级证据
	可能有效的戒烟手段包括劝告、尼古丁替代产品或口服戒烟药物	II 级推荐，B 级证据
饮酒	缺血性脑卒中、TIA 或出血性脑卒中患者应戒酒或减少饮酒	I 级推荐，C 级证据
	轻度至中度饮酒(男性每日饮酒的乙醇含量不应超过 25g，即为高度白酒不超过 50ml，啤酒不超过 640ml，葡萄酒不超过 150ml，女性减半)可能是合理的，但不应建议非饮酒者开始饮酒	IIb 级推荐，B 级证据
肥胖	所有 TIA 或脑卒中患者都应进行肥胖筛查，同时测量 BMI	I 级推荐，C 级证据
	尽管减肥对心血管危险因素显示了有益的影响，但近期 TIA 或缺血性脑卒中和肥胖症患者的体重减轻是否有用尚不确定	IIb 级推荐，C 级证据
体力活动	对于能够参与体力活动的缺血性脑卒中或 TIA 患者，每周至少 3~4 次的中度至剧烈的有氧健身运动是合理的，以减少脑卒中的风险因素，运动的平均时间至少为 40 分钟。中等强度的锻炼通常被定义为足以出汗或显著提高心率(例如，轻快地行走，使用锻炼自行车)。剧烈运动包括慢跑等活动	IIa 级推荐，C 级证据
	对于能够并愿意接受增加体力活动的患者来说，转诊到一个具有综合性的、行为导向的机构是合理的	IIa 级推荐，C 级证据
	对于缺血性脑卒中后有残疾的人士，可考虑由健康护理专业人士，例如物理治疗师或心脏康复专家在开始进行运动训练时进行督导	IIb 级推荐，C 级证据

续表

危险因素	推荐	证据等级
营养	对有缺血性脑卒中或 TIA 病史的患者进行营养评估是合理的,以寻找营养过剩或营养不足的迹象	Ⅱa 级推荐,C 级证据
	有缺血性脑卒中或 TIA 病史的营养不足体征的患者应进行个体化营养咨询	Ⅰ 级推荐,B 级证据
	不推荐使用单一维生素或维生素组合的常规补充	Ⅲ 级推荐,A 级证据
	建议有脑卒中或 TIA 病史的患者将钠的摄入量减少到 <2.4g/d 是合理的;进一步将钠的摄入量降至 <1.5g/d 也是合理的,并与血压降低幅度更大有关	Ⅱa 级推荐,C 级证据
	对有脑卒中或 TIA 病史的患者来说,应合理遵循地中海式饮食,而不是低脂饮食。地中海式饮食强调蔬菜、水果和谷物,包括低脂奶制品、家禽、鱼、豆类、橄榄油和坚果。它限制了糖果和红肉的摄入	Ⅱa 级推荐,C 级证据

表 3-8　对可干预血管危险因素的推荐

危险因素	推荐	证据等级
高血压	既往未接受降压治疗的缺血性脑卒中或 TIA 患者,发病数天后如果收缩压 ≥ 140mmHg 或舒张压 ≥ 90mmHg,应启动降压治疗	Ⅰ 级推荐,A 级证据
	对于血压 <140/90mmHg 的患者,其降压获益并不明确	Ⅱ 级推荐,B 级证据
	既往有高血压病史且长期接受降压药物治疗的缺血性脑卒中或 TIA 患者,如果没有绝对禁忌,发病后数天应重新启动降压治疗	Ⅰ 级推荐,A 级证据
	由于颅内大动脉粥样硬化性狭窄(狭窄率为 70%~99%)导致的缺血性脑卒中或 TIA 患者,推荐收缩压降至 140mmHg 以下,舒张压至 90mmHg 以下	Ⅱ 级推荐,B 级证据
	降压药物种类和剂量的选择以及降压目标值应个体化,应全面考虑药物、脑卒中的特点和患者三方面因素	Ⅱ 级推荐,B 级证据

危险因素	推荐	证据等级
糖尿病	缺血性脑卒中或 TIA 患者糖代谢异常的患病率高,糖尿病和糖尿病前期是缺血性脑卒中患者脑卒中复发或死亡的独立危险因素,临床医师应提高对缺血性脑卒中或 TIA 患者血糖管理的重视	Ⅱ级推荐,B级证据
	缺血性脑卒中或 TIA 患者发病后均应接受空腹血糖、HbA1c 监测,无明确糖尿病病史的患者在急性期后应常规接受口服葡萄糖耐量试验来筛查糖代谢异常和糖尿病	Ⅱ级推荐,B级证据
	对糖尿病或糖尿病前期患者进行生活方式和 / 或药物干预能减少缺血性脑卒中或 TIA 事件,推荐 HbA1c 治疗目标为 <7%	Ⅰ级推荐,B级证据
	降糖方案应充分考虑患者的临床特点和药物的安全性,制定个体化的血糖控制目标,要警惕低血糖事件带来的危害	Ⅱ级推荐,B级证据
	缺血性脑卒中或 TIA 患者在控制血糖水平的同时,还应对患者的其他危险因素进行综合全面的管理	Ⅱ级推荐,B级证据
脂代谢异常	他汀类药物具有强烈的降脂作用,可减少缺血性脑卒中或怀疑为动脉粥样硬化及低密度脂蛋白 ≥ 100mg/dl 的患者发生脑卒中和心血管事件的风险	Ⅰ级推荐,B级证据
	他汀类药物具有强烈的降脂作用,可减少缺血性脑卒中或怀疑为动脉粥样硬化的患者发生脑卒中和心血管事件的风险,LDL-C 水平 <100mg/dl,没有其他临床动脉粥样硬化性心血管疾病的证据	Ⅰ级推荐,C级证据
代谢综合征	对于被筛选并被归类为代谢综合征的患者,管理人员应该把重点放在改善患者的生活方式(饮食、锻炼和减肥)上,以减少血管风险	Ⅰ级推荐,C级证据
	对代谢综合征患者的预防护理应包括对其个别成分的适当治疗,这些因素也是脑卒中的危险因素,特别是血脂异常和高血压	Ⅰ级推荐,A级证据

表 3-9　中国脑血管病防治指南——危险因素干预治疗建议(综合表)

因素	目标 / 措施	建议
高血压	收缩压 <140mmHg; 舒张压 <90mmHg	经常测量血压。一般成人每隔 2 年至少测量 1 次,≥ 35 岁者每年测量 1 次,高血压患者每 2~3 个月应至少测量 1 次。改变生活方式,控制体重,加强体育锻炼,嗜酒者应减至适量,减少食盐的摄入,多吃蔬菜、水果、低脂乳制品。生活习惯改变后 3 个月,如果血压 ≥ 140/90mmHg,或如果最初血压 ≥ 180/100mmHg,加抗高血压药物。根据患者的其他特点给予个体化治疗(参见中国高血压防治指南)
吸烟	戒烟	强烈劝说患者及其家属戒烟。提供忠告,介绍有效的、可行的戒烟方案
糖尿病	控制血糖并治疗高血压	饮食控制,口服降糖药物或用胰岛素(参见中国糖尿病防治指南)
颈动脉狭窄	提高手术治疗比例	颈动脉狭窄 >70% 的患者,有条件时可以考虑选择性地进行颈动脉内膜切除术或血管内介入治疗,但必须根据联合致病条件、患者的要求和其他个体因素慎重选择手术。对无症状性颈动脉狭窄患者应首先考虑用抗血小板等药物治疗
心房颤动 年龄 <65 岁,没有危险因素 [#]	积极抗栓治疗	阿司匹林(50~300mg/d)
年龄 <65 岁,有危险因素 [#]		华法林(目标 INR:2.5,范围 2.0~3.0)
年龄 65~75 岁,没有危险因素 [#]		阿司匹林或华法林
年龄 65~75 岁,有危险因素 [#]		华法林(目标 INR:2.5,范围 2.0~3.0)
年龄 >75 岁,有或没有危险因素 [#]		华法林(目标 INR:2.0,范围 1.6~2.5)

续表

因素	目标 / 措施	建议
血脂异常 初始评价(无CHD) TC>220mg/dl TG>150mg/dl HDL<35mg/dl	综合教育 必要时药物治疗	改变饮食结构(或药物治疗),1~2年内复查血脂各项
LDL 评价 无 CHD 和 <2 个 CHD 危险因素*	LDL<160mg/dl	改变饮食试验 6 个月,如果 LDL 仍 ≥ 190mg/dl,则药物治疗
无 CHD 但 >2 个 CHD 危险因素*	LDL<130mg/dl	改变饮食试验 6 个月,如果 LDL 仍 ≥ 160mg/d,则药物治疗
确定有 CHD 或其他动脉粥样硬化性疾病	LDL<100mg/dl	第二步饮食试验 6~12 周,如果 LDL 仍 ≥ 130mg/dl,则开始药物治疗
缺乏体育锻炼	每天≥30 分钟的适度体力活动	适度的运动(如散步、慢跑、骑脚踏车,或其他有氧代谢健身活动);制定高危患者(如冠心病)的医疗监督方案和适合于个人身体状况或神经功能缺损程度的锻炼方案
饮食营养摄入不合理	全面的健康食谱	提倡多吃蔬菜、水果、谷类、牛奶、鱼、豆类、禽和瘦肉等,使能量的摄入和需要达到平衡。改变不合理的膳食习惯,通过摄入谷类和鱼类(含不饱和脂肪酸)、蔬菜、豆类的坚果以减少饱和脂肪(< 每天总热量的 10%)和胆固醇(<300mg/d) 的摄入量。限制食盐的摄入量(<6g/d)
饮酒	适度	饮酒者应注意控制酒量,男性一般每日喝白酒 <50ml(1 两)/d,啤酒不超过 640ml(1 瓶)/d,或葡萄酒 <150ml(4 两)/d 为宜;女性饮酒者量减半;建议不喝酒者不要饮酒

续表

因素	目标 / 措施	建议
药物滥用	禁止	对所有患者来说，询问有无药物滥用史都应该是完整的健康评价中的重要内容

注：SBP，收缩压；DBP，舒张压；BP，血压；CHD，冠心病；INR，国际标准化比值；TC，血清胆固醇；*：CHD 危险因素，男性 ≥ 45 岁，女性 ≥ 55 岁，或早期绝经无激素替代治疗，吸烟，高血压，糖尿病，HDL<35mg/dl；#：心房颤动危险因素，高血压，糖尿病，左心功能不全，风湿性心脏病，有 TIA 或脑卒中病史，修复的心脏瓣膜（可能需更高的 INR 值）。

（颜秀丽）

参 考 文 献

[1] 张雅芝 . 自我效能对高血压用药依从性影响的研究进展 [J]. 全科护理，2018, 16 (16): 1939-1943.

[2] 覃贤文，刘文伟 . 认知行为干预对脑卒中偏瘫患者康复影响的研究进展 [J]. 齐鲁护理杂志，2019, 25 (7): 110-112.

[3] KERNAN W N, OVBIAGELE B, BLACK H R, et al. Guidelines for the prevention of stroke in patients with stroke and transient ischemic attack: a guideline for healthcare professionals from the American Heart Association/American Stroke Association [J]. Stroke, 2014, 45 (7): 2160-2236.

[4] 中华医学会神经病学分会 . 中国缺血性脑卒中和短暂性脑缺血发作二级预防指南 2014 [J]. 中华神经科杂志，2015, 48 (4): 258-273.

第四节 脑卒中患者常用药物及用药指导

一、抗血小板药物

（一）阿司匹林

阿司匹林 100mg/d 的单一剂量不一定适合不同个

体的需要,通过对出血风险的评估和阿司匹林疗效的评价,进行个体化的剂量选择。在服用的过程中持续监测不良反应,有利于提高药物安全性并使获益最大化。

1. 服药时的指导

(1)阿司匹林肠溶片应用适量水服用,最好在饭前至少30分钟服用。不应压碎、掰开或咀嚼肠溶片,以确保其活性物质在小肠碱性环境中释放。

(2)勿与糖皮质激素长期或大剂量同时服用。

(3)只能鼻饲给药的患者,如肠溶片不可研服,可以采用散剂或泡腾片。

(4)不要私自增大剂量、更换厂家、药物剂型及规格。

(5)长期用药可应用肠溶衣型或缓释型,以减少胃黏膜局部损伤。

(6)阿司匹林造成的胃肠出血,可预防性服用抑酸药和胃黏膜保护药,如法莫替丁。

(7)有出血症状的溃疡病或其他活动性出血时应禁用。

(8)避免高嘌呤饮食(如动物内脏、沙丁鱼、凤尾鱼、带鱼、蚶、蛤、鸡汤、肉汤等)。

(9)避免饮酒及吸烟。

2. 服药后的监测　监测肝肾功能、凝血功能,关注皮肤、黏膜有无瘀斑及出血点,关注泌尿系统、消化系统有无出血。

3. 服药后的指导

(1)用药期间感冒、发热时,注意所选药物中是否含有布洛芬、对乙酰氨基酚、双氯芬酸钠、吲哚美辛等成分,如果不能确定,须咨询医师或药师后再决定是否使用。

（2）阿司匹林引起的腹泻，且排除高血压、冠状动脉性心脏病（简称冠心病）、脑梗死等疾病，可暂时停用，如果必须使用抗血小板药物，可遵医嘱更换药品。

（3）服用阿司匹林可引起肠蠕动减弱，造成顽固性便秘，必要时停药或者换用其他类似药物；改善饮食结构，多吃高纤维食物以促进排便；使用口服或外用的通便药物，如口服果导、外用开塞露等。

4. 指导患者就医

（1）患者应告知医师现在是否有其他非甾体抗炎药、抗酸药、口服抗凝药、碳酸酐酶抑制药、糖皮质激素、胰岛素或口服降糖药及甲氨蝶呤等用药史。

（2）患者应告知医师是否患有消化性溃疡、活动性溃疡及其他原因引起的消化道出血，血友病或血小板减少症、哮喘、出血体质、怀孕及哺乳。

（二）氯吡格雷

氯吡格雷与阿司匹林相似，氯吡格雷主要用于动脉粥样硬化性心血管疾病的二级预防及治疗。

1. 服药时的指导

（1）每天口服 1 次。可与食物同服，也可单独服用。

（2）用药期间应限制饮酒，因为它可以加重本药的某些不良反应，特别是消化道出血。

（3）在服用氯吡格雷期间，如合并服用非甾体抗炎药或类固醇类抗炎药时，应注意出血风险。

（4）对于有消化道问题，又必须服用氯吡格雷的患者，不建议服用拉唑类药物（如雷贝拉唑、泮托拉唑）预防消化道损伤，此类药物会影响氯吡格雷的抗血小板效果。对于高胃肠道风险的患者可考虑更换其他抑酸药，如组胺 H_2 受体拮抗剂（替丁类药物，如雷尼替丁、法莫替丁等）。

2. 服药后的监测 服用氯吡格雷时不可擅自服用其他抗血小板聚集药物。用药前后及用药时应遵医嘱定时监测白细胞、血小板计数和进行大便隐血试验，发现紫癜、淤血、血尿、鼻出血、眼出血、胃肠道出血等，应暂停给药并告知医师。

3. 服药后的指导

（1）用药后可能出现胃痛、腹泻、头痛或者眩晕；用药后如出现发热、持久的咽喉疼痛、情绪异常、视力异常或者晕厥及过敏反应，应立即告诉医师。

（2）择期手术患者应遵医嘱术前停止使用本药，未经医师或药师的同意，不要自行用药或停药。

4. 指导患者就医

（1）告诉医师使用的所有非处方药和处方药，特别是阿司匹林、华法林、肝素、苯妥英钠、他莫昔芬、氟伐他汀、丹参等。

（2）告知医师服药后的过敏反应、溃疡、异常出血或者血液疾病、严重外伤、近期的手术、肝脏疾病及是否怀孕。

二、抗凝药物

华法林是一种维生素 K 拮抗剂，能预防和治疗静脉血栓和肺栓塞，适用于具有脑卒中高危因素的心房颤动患者。

(一) 服药时的指导

1. 富含维生素 K 的食物(如动物肝脏、甘蓝、菠菜、西芹、圆白菜、豆奶、绿茶)能降低抗凝药的效果。

2. 中草药也影响华法林的作用:丹参、当归、红花等能够增强华法林的抗凝作用,西洋参、人参、枸杞等可减弱华法林的作用。因此服用华法林的患者最好少吃以上食物,或在服药期间应询问医师,遵医嘱定量食用。

3. 为了维持华法林抗凝疗效的稳定,患者需保持饮食结构的相对平衡,服药期间不要随意调换蔬菜的种类和数量。

(二) 服药后的监测

开始用药时患者应坚持每周至医院查国际标准化比值(international normalized ratio,INR),并根据 INR 值调整华法林用量(INR 值控制在 2.0~3.0,不要超过 3.0);待剂量稳定后,遵医嘱调整至 2 周 ~1 个月监测 1 次。

(三) 服药后的指导

1. 如若患者出现牙龈不明原因大量出血、鼻出血,皮下淤血、瘀斑,黑便,呕血(或呕咖啡色液体)等情况时应立即就诊。

2. 注意避免剧烈运动及情绪波动,老年患者注意控制血压,避免外伤磕碰。

3. 滥用抗生素和排毒洗肠保健法,会破坏肠道菌群的平衡,容易造成维生素 K 的缺乏,如果使用华法林,也容易导致出血。

4. 腹泻、呕吐可影响药物的吸收,心力衰竭或原发性肝脏疾病均可减少维生素 K 的合成,同时降低华法林的代谢率,华法林的用量应遵医嘱减少。

(四) 指导患者就诊时告知医师

多种药物与华法林合用会出现增加或降低其抗凝作用的情况,就诊时应告知医师是否正在服用以下药物。

1. 增加华法林抗凝作用的药物　阿司匹林和非甾体抗炎药,广谱抗生素、磺胺类药物、西咪替丁、乙醇、苯妥英钠、氯丙嗪、苯海拉明、丙硫氧嘧啶、苯乙双胍。

2. 降低华法林抗凝作用的药物　利福平、苯巴比妥、维生素 K、口服避孕药、雌激素和肾上腺皮质激素。

三、降压药物

(一) 降压药物的分类及作用

1. 利尿药　利尿药包括强效(呋塞米)、中效(吲哒帕胺、氢氯噻嗪)和弱效(螺内酯)。强效利尿药的机制是增加尿量以减少体内的液体总量,消除手足水肿,治疗高血压。

2. 扩张血管药　扩张血管药包括 α 受体阻滞剂(特拉唑嗪、多沙唑嗪)和钙通道阻滞剂(硝苯地平控释片、硝苯地平缓释片、非洛地平缓释片、尼卡地平缓释胶囊、氨氯地平)。钙通道阻滞剂通过对钙离子的阻滞使血管舒张而发挥降压作用。

3. 抑制血管收缩药　抑制血管收缩药包括血管紧张素转化酶抑制剂(angiotensin-converting enzyme inhibitor, ACEI)(卡托普利、西拉普利、贝那普利、福辛普利、依那普利)和血管紧张素 Ⅱ 受体阻滞剂(angiotensin Ⅱ receptor blocker, ARB)(氯沙坦、缬沙坦、厄贝沙坦)。其中,ACEI

通过防止血管收缩来达到降压目的。

4. 降低心脏负荷药 降低心脏负荷药主要是 β 受体阻滞剂(美托洛尔、比索洛尔、阿替洛尔、普萘洛尔)。β 受体阻滞剂主要通过降低心脏负荷来降低血压。

(二)注意事项

1. 利尿药

(1)服药时的指导:①由于利尿药增加尿量,最好白天尽早服用,避免睡前服用;②本品可与食物或牛奶同时服用,以减轻胃部不适;③用药期间应建议食用钾含量高的食品或液体,如柑橘汁、香蕉、番茄、甜瓜和葡萄干,以防止低钾。

(2)指导患者就诊时告知医师现在使用的锂剂、地高辛、口服降糖药、阿司匹林或非甾体抗炎药(如布洛芬、萘普生)。

2. 保钾利尿药

(1)服药时的指导:使用含钾产品(盐制品或补钾药)或大量含钾食物(如香蕉、土豆)前,应咨询医师或药师。

(2)服药后的监测:老年患者,肾脏病、糖尿病或其他病情严重者,服用保钾利尿药时应密切监测血钾浓度。

(3)指导患者就诊时告知医师现在使用的其他利尿药(如阿米洛利和氨苯蝶啶)、锂剂、地高辛、补钾药、环孢霉素、ACEI(如赖诺普利、卡托普利、依那普利、福辛普利)。阿司匹林可降低螺内酯的药效。

3. α 受体阻滞剂

(1)服药时的指导:①在每天同一时间服药;②第一次服药安排在睡前,以减少眩晕或晕厥的发生;③服药期间应限制饮酒,防止体温过高,因为这些可以增强头晕和嗜睡的不良反应;从事需要高度集中精力的工作(如驾驶或操作机器)时,应慎用。

(2)服药后的指导:①在刚开始服药的初始几天,由于身体对药物有一个适应过程,可能会出现眩晕、嗜睡、头晕、头痛、便秘、食欲下降、口干、疲乏、鼻塞、视物模糊、眼睛干涩或睡眠障碍,如果上述症状持续存在或加重,应告诉医师;②为避免出现眩晕,从坐位或卧位站起时动作应缓慢,特别是在刚开始用药或改变药物剂量时。

4. 钙通道阻滞剂

(1)服药时的指导:①服用钙通道阻滞剂,除特殊要求外,最好空腹服用,也可以和食物一起服用,避免饮用葡萄柚汁;②控释片、缓释片服用前不要将药片分开、压碎或嚼碎;③本药可引起眩晕,特别是开始用药的几天,应避免从事需要高度集中精力的工作;当患者为卧位和坐位,起身时应缓慢,以便身体适应和减少眩晕。

(2)指导患者就诊时告知医师现在使用的β受体阻滞剂、地高辛、奎尼丁、西咪替丁、补钙药、芬太尼、巴比妥类、苯妥英钠、硫酸镁注射剂或抗高血压药物。

5. 血管紧张素转化酶抑制剂

(1)服药时的指导:①卡托普利应空腹服用,可在餐前1小时或者餐后2小时服用;②西拉普利、贝那普利、福辛普利、依那普利等药物服用不受食物影响。

(2)指导患者就诊时告知医师现在使用的锂、钾补充剂或补盐剂、保钾利尿药或抗炎药(非甾体抗炎药如阿司匹林)及其他可引起肾脏损伤的药物,如两性霉素、庆大霉素等。

6. β受体阻滞剂

(1)服药时的指导：服用β受体阻滞剂期间严格按照医嘱服药，不要自行停药。

(2)指导患者就诊时告知医师现在使用的利尿药、抗感冒药和抗鼻塞药及其他治疗心脏病和抗高血压药物。

四、降脂药物

目前临床使用的降脂药物分别有他汀类、贝特类、烟酸类，用于治疗血液中胆固醇（total cholesterol，TC）、甘油三酯（triglyceride，TG）或低密度脂蛋白胆固醇（low-density lipoprotein cholesterol，LDL-C）过高或高密度脂蛋白胆固醇（high-density lipoprotein cholesterol，HDL-C）水平过低。

1. 服药时的指导 服用降脂药物可以有效降低血脂，但这并不意味着可以不控制饮食，继续控制饮食是必要的。

2. 完全戒烟和有效避免吸入二手烟。饮酒对于心血管事件的影响尚无确切证据，提倡限制饮酒，中等量饮酒（男性每天 20~30g 乙醇，女性每天 10~20g 乙醇）能升高 HDL-C 水平。即使少量饮酒也可使高 TG 血症患者 TG 水平进一步升高。

3. 服药后的监测 服药期间需要定期进行药物降脂效果和不良反应的监测，非药物治疗后 3~6 个月复查血脂，以后每隔 6 个月 ~1 年复查 1 次；药物治疗 4 周以后复查血脂及肝功能，之后每 3 个月复查 1 次，达标以后可半年复查 1 次。服药期间转氨酶升高大于 3 倍时应停药,小于 3 倍可遵医嘱继续或减量服用。

4. 需长期服药,应遵医嘱调整药量,勿自行停药。

（唐 静）

参 考 文 献

[1] 戴德银 , 刘蓉 , 宋航 , 等 . 神经病药物治疗指南 [M]. 北京 : 人民军医出版社 , 2014: 102-114

[2] 赵冬 . 中国人群血脂异常流行趋势和治疗控制现状 [J]. 中华心血管病杂志 , 2019, 47 (5): 341-343.

[3] 中国成人血脂异常防治指南修订联合委员会 . 中国成人血脂异常防治指南 (2016 年修订版)[J]. 中国循环杂志 , 2016, 31 (10): 937-950.

第五节 社会心理指南

脑卒中患者往往需要长期的康复治疗,患者需面对疾病、医疗、家庭、社会等多方面压力,极易出现一系列心理问题。脑卒中作为一种负性的生活事件,影响患者及其家庭的人际关系、生活节奏,给患者及其家庭造成了很大的心理压力,甚至引发心理危机。很多研究表明,患者及其家属的心理调整与适应对脑卒中的康复效果有着决定性影响。在疾病的每个阶段给予患者相关知识的宣教、行为指导、心理支持,使患者及其家庭以平和、积极的心态面对现实。

一、社会心理支持与脑卒中后抑郁护理

几乎每个脑卒中患者都存在不同程度的心理障碍,

而每个脑卒中患者的家庭都会因此受到不同程度的影响,有些甚至因此引发严重的家庭危机或家庭功能障碍。同时家庭危机或家庭功能障碍又反过来影响脑卒中患者配合治疗及其参与训练的积极性和主动性。患者及其家属一旦陷入家庭适应不良的循环,就会使患者及其家庭的处境不断恶化。要使患者及其家庭得到最大限度的康复,就要积极帮助、指导他们规避或打断这种恶性循环,使患者得到最大的康复和最充分的家庭帮助。国外研究发现,社会支持是压力源和心理反应之间重要的中介变量,其可通过增加或降低心理应激而调节患者的心理状态,进而对预后及患者的生活质量产生影响。

(一)脑卒中患者的社会心理支持

1. 鼓励患者积极面对、树立信心

(1)向下比较患者:当患者对自己评价过于消极负面时,为患者选择一些比其情况严重的患者作为对照,使患者认识到自己的优势,了解他不是最糟糕和最不幸的人,以此使患者心情好转。

(2)正性激励患者:病残作为一种不幸,客观的降临到自己身上,应该怎么办? 正视现实,乐观向上,无论多大困难,路仍在自己脚下,重要的是自己去拼搏、去努力、去创造。护士可借用这类激励性言语鼓励患者。为脑卒中患者介绍本社区内康复较好的病友相结识,树立患者及其家庭的信心,指导患者及其家庭积极面对现实的问题。

(3)用积极的生活态度影响患者:护士的语言行为和态度也直接影响患者的情绪,无论内心有何不快,护士在患者面前都应表现出积极、阳光、活跃、兴奋的神态,以此来带动和影响患者。

(4)认知行为疗法:在分析和理解患者目前错误认知的基础上,对患者的认知进行一定程度的干预。Allis的 ABC 合理情绪疗法认为,求助者遇到的事件为 A,求助者的不合理信念为 B,患者的情绪及行为反应为 C。向患者分析不合理信念并协助其形成新的合理信念,在此过程中向患者进行脑血管病知识宣教,让患者了解疾病的发生、发展、预后及自我行为对脑卒中病情的影响,增添患者的信心,辅助患者调整心态,进一步配合脑卒中后药物治疗及神经功能训练。

(5)放松疗法:根据本人的兴趣爱好及理解和接受能力,选择合适的放松疗法,如瑜伽、音乐放松疗法、冥想等。

(6)团体心理干预:治疗师与患者及其家属建立信任的关系,号召患者及其家属参与团体式活动;对患者及家属进行心理辅导,内容包括脑卒中知识介绍、经验交流、个别访谈等,促使患者及其家属就共同问题开展讨论,引导其提出遇到的问题和不良心理,讨论有效解决的方法;引领患者及其家属进行自我全身放松训练,宣泄不良情绪,鼓励患者及其家属利用团队的力量调整自我,认清将来可能面临的问题,调整错误的认知模式;引导患者及其家属总结并分享自己参加团体治疗的收获,从有利的方面看待自己的处境,树立生活的信心,增强心理应激能力。

2. **指导家庭成员如何支持患者** 家庭是患者最直接的依靠,能够为患者提供多方面的支持和帮助。社会支持往往是通过家庭作用于患者,社区护士在康复过程中要充分评价家庭的作用。

（1）加强家庭护理知识：向家人、陪护人员及患者本人进行护理宣教。根据不同的功能障碍，有针对性的进行护理技能宣教。如吞咽困难患者注意食物硬度和质感，肢体功能障碍患者加强精细活动锻炼（如系扣子），手部力量和抓取锻炼，下肢力量锻炼等。功能障碍患者加强护理，防治长期活动不良导致的坠积性肺炎及压力性损伤等护理不当导致的疾病。

（2）指导家庭成员为患者提供情感支持：家人应处处关心患者，对患者正面的积极的语言行为给予肯定、关注，甚至大大夸奖。及时疏解患者的负面情绪，渐渐培养患者积极向上的乐观生活态度。

（3）指导家庭成员为患者提供生活照顾：在日常生活动作中，凡是患者已经掌握的和正在训练的，都应创造条件让患者独立完成，能够协助完成的就不要帮助完成，避免过多的干预和替代，避免患者过度依赖。对患者自我照顾的能力要经常给予肯定和表扬。

（4）指导家庭成员为患者创造与外界沟通的机会：在家庭这个忠实的代言人的保护下，患者常常采取自我封闭、回避现实的态度，家人要创造机会，鼓励并帮助患者与外界沟通交流。这样可以得到外界的帮助和支持，也可以使患者心情愉悦，有效预防脑卒中后抑郁。

（5）指导家庭成员帮助患者重塑角色功能：脑卒中后患者可能为无法承担过去的家庭角色而感到悲哀，产生无用感。家人为患者创造承担家庭任务的机会，充分体现患者回归家庭社会的人格和能力，使患者找回对家庭和社会有用的自信心。

（二）脑卒中后抑郁的护理

脑卒中后抑郁（poststroke depression，PSD）是指发生于脑卒中后，表现为一系列抑郁症状和相应躯体症状的综合征，是脑卒中后常见且可治疗的并发症之一，如未及时发现和治疗 PSD，将影响脑卒中后患者神经功能的恢复和回归社会的能力。最近的流行病学资料显示，PSD 在脑卒中后 5 年内的综合发生率为 31%。PSD 在脑卒中后急性期（<1 个月）、中期（1~6 个月）和恢复期（>6 个月）的发生率分别为 33%、33% 和 34%。

1. 脑卒中后抑郁的识别 脑卒中患者可能存在失语、认知障碍等功能损害，这给抑郁的识别造成一定困难。有抑郁的患者通常表现为不同程度的与环境（处境）不符的心情低落或情感障碍。临床症状主要表现为情绪低落、兴趣丧失、思维迟缓、动作缓慢、躯体不适、日常生活能力下降、睡眠障碍、焦虑、有罪感或有自杀念头等。

PSD 是脑卒中后常见症状，其临床表现形式多样，不被关注，导致众多潜在的 PSD 患者未得到及时有效的识别和治疗。因此，应对所有脑卒中患者进行多时间点筛查 PSD，除询问脑卒中的病史外，着重询问患者的心境、愉快感、自卑和自责、轻生观念、迟滞、激越、注意力、记忆、睡眠、食欲、体重、乏力等内容。如果患者有明显的抑郁风险存在，则需要更多的时间对患者的抑郁程度进行严格评估，有必要时对照诊断标准进一步明确诊断。重度 PSD 患者建议请精神科医师会诊或者转诊。

（1）脑卒中后抑郁的筛查：PSD 可以发生在脑卒中急性期及康复期的任何阶段，常见于脑卒中后 1 年内，应考虑所有脑卒中后患者发生 PSD 的可能性。在筛查过程中,还应对 PSD 的风险因素进行评估,包括脑卒中后生存状态、功能依赖、认知损害、既往抑郁史、日常生活自理能力等,若有 2 个及以上的风险因素则容易发生PSD。由于评估 PSD 的最佳时间尚未确定,PSD 筛查建议在脑卒中后的多个不同阶段进行,特别是在病情反复(如急性加重或经久不愈)或治疗地点变更(如从急性治疗地点到康复治疗地点或在回归社会前)的时候,重复筛查是十分必要的。由于目前国内脑卒中人群数量非常庞大,推荐使用一些简便易行的问卷以筛选可能的抑郁者,如采用"90 秒四问题提问法"(表 3-10)或者患者健康问卷 -9 项(patient health questionnaire-9,PHQ-9)(表 3-11)。若"90 秒四问题提问法"的回答均为阳性,或 PHQ-9 量表的前两项(①做什么事都没兴趣,没意思;②感到心情低落,抑郁,没希望)回答为阳性,则需要使用抑郁症状评估量表进一步评估抑郁的严重程度。

表 3-10 90 秒四问题提问法

问题	阳性
过去几周(或几个月)是否感到无精打采、伤感,或对生活的乐趣减少了?	是
除了不开心之外,是否比平时更悲观或想哭?	是
经常有早醒吗(事实上并不需要那么早醒来)?	每个月超过 1 次以上为阳性
近来是否经常想到活着没意思?	是

表 3-11 患者健康问卷 -9 项

序号	在过去的 2 周内,以下情况烦扰您有多频繁?	评分			
		完全不会	好几天	一半以上的天数	几乎每天
1	做事时提不起劲或没有兴趣	0	1	2	3
2	感到心情低落,沮丧或绝望	0	1	2	3
3	入睡困难,睡不安稳或睡眠过多	0	1	2	3
4	感觉疲倦或没有活力	0	1	2	3
5	食欲缺乏或吃不多	0	1	2	3
6	觉得自己很糟或觉得自己很失败,或让自己或家人失望	0	1	2	3
7	对事情专注有困难,例如阅读报纸或看电视时	0	1	2	3
8	动作或说话速度缓慢到别人已经察觉?或正好相反:烦躁或坐立不安、动来动去的情况更胜于平常	0	1	2	3
9	有不如死掉或用某种方式伤害自己的念头	0	1	2	3

注:总分 5~9 分提示轻度抑郁;总分 10~14 分提示中度抑郁;总分 15~19 分提示中重度抑郁;总分 20~27 分提示重度抑郁。

(2)脑卒中后抑郁症状量表评估:对于经以上筛查后阳性的脑卒中患者,需进一步进行抑郁症状量表评估,以判断抑郁症状的严重程度,指导临床诊断和治疗。抑郁症状评估量表分他评量表和自评量表,他评量表包括汉密尔顿抑郁量表(Hamilton depression scale,HAMD)。自评量表包括 Zung 抑郁自评量表(self-rating depression scale,SDS)、贝克抑郁自评量表(Beck depression inventory,BDI)。

2. 脑卒中后抑郁的护理方法

(1)讲解脑卒中后抑郁的相关知识:向患者及其家庭讲解脑卒中对其情绪潜在的影响,对患者及其家庭进行脑卒中后抑郁相关知识的健康教育,让患者及其家庭了解脑卒中后抑郁的发生、发展、预后及其对脑卒中病情的影响,辅助患者调整心态。

(2)脑卒中后抑郁的心理治疗

1)心理支持疗法:与患者建立良好的关系,鼓励患者表达自己内心的想法,对患者当前处境和所存在的心理问题给予支持和疏导,协助患者进行适当的心理宣泄,缓解内心压力。注意为患者保密,替患者保密其不愿意声张的事情是对患者的尊重。护士必须预先向患者承诺并认真遵照,切不可失信于他们。否则不仅会加重他们的心理负担,而且会使患者失去对他人的信任。无条件地关注和尊重患者,护士要理解、珍视患者的主诉和内心感受,全神贯注地倾听,不加主观判断。要真诚和深切地关心他们,并相信他们是有建设性潜力的人。

2)认知行为疗法:在分析患者错误认知的基础上,对患者的认知进行一定程度的干预,及时阻断患者负面消极的想法,帮助患者形成积极的信念。当患者流露出对自己和生活负面的看法(如自己什么都不行了、一切都完了、活着没意思等思想)时,护士要及时阻断患者的消极想法,用患者的优点和已有的成绩取代或减少负面评价。表扬他的努力,夸奖他的进步。帮助患者正确认识自我,调整无法实现的目标。

3)放松疗法:教会患者及其家庭一些放松的方法,如深呼吸、冥想、音乐放松疗法、瑜伽、体育锻炼等,根据患者的兴趣爱好及理解和接受能力,选择合适的放松疗法。

(3)生活环境的改善:患者居住的房间应尽量宽敞、光线明亮,摆放的家具和用物不要过于紧凑拥挤,墙壁以明快的色彩为主,墙上可以悬挂或张贴色彩鲜丽富有生活气息的图画。尽量避免患者独处。通过营造欢快积极的氛围,帮助患者缓解和消除其负面情绪。

(4)鼓励健康的生活方式:评估患者日常生活活动方面存在的问题,督促患者养成良好的生活习惯,促使患者采取健康的生活方式。鼓励患者适当参与社会活动,以减轻患者的不良情绪、增强患者康复的信心。

(5)加强社会支持:分析患者的社会支持形式,帮助患者完善社会支持系统,避免社会支持系统的减弱,甚至丧失。帮助患者与患有脑血管病的亲人或邻居建立联系,增强其认同感。一些患者不愿外出,担心被周围人看到自己的残疾,应增加患者的人际交流技巧,指导患者正确地看待周围人善意的眼光和给予帮助的态度。

(6)追踪随访:通过电话随访、门诊复查、心身医学科随诊等形式对患者进行随访,动态评估患者的抑郁程度,调整心理治疗方法。定期到社区或家庭随访,筛查脑卒中后抑郁患者;鼓励患者向家人谈论疾病各个阶段对他们生活的影响;继续向患者及其家属提供有关脑卒中对情绪潜在影响的信息,采取针对性健康教育,帮助患者摆脱负面情绪的影响,获得最大程度的康复。

(7)脑卒中后抑郁的预防:对于经历过脑卒中的患者,不论是否存在抑郁心理,可合理提供非药物干预,如运动或音乐治疗等,以预防脑卒中后抑郁的发生。目前认知行为疗法已被证明对脑卒中后抑郁的预防治疗有效。首先,与患者建立良好的医患关系,引导患者谈论被困扰的问题;其次,帮助患者认识到对疾病的错误认知,使患者了解到错误认知所带来的负面效果;最后,鼓励患者改变对疾病的错误认知,重建正确的思考方式,进而改变其负面情绪,将负面情绪转为积极乐观的心态。

(8)注意重度抑郁患者的安全:重度抑郁患者的抑郁心境有昼重夜轻的特点,清晨醒来陷入悲哀和痛苦之中,自我控制力下降,甚至产生极端的强迫观念,表现为木僵状态、自杀行为或攻击他人。在这些重点时段护士和家人更要加强看护,保障患者和他人安全。

二、家庭康复教育

脑卒中的康复是一个长期全面的系统过程,当患者结束急性期治疗或卒中单元的早期康复治疗后,将回到社区医疗机构或家庭中继续进行康复治疗,有些患者甚至要终身训练。由于康复机构短缺及受患者经济原因的影响,家庭康复已成为我国脑卒中患者全面康复的重要组成部分。国外研究表明:康复教育是康复成功的关键,康复教育应贯穿于康复的全过程。康复教育能够提高家庭照顾者的护理技能,家庭照顾者参与康复教育可提高脑卒中患者康复训练的积极主动性和依从性,加速康复进程。在发达国家康复机构中,有专门从事康复教育的护理人员对患者及其家属进行康复教育指导。我国康复医学起步较晚,康复医学教育体系发展尚不健全,各医疗机构的护士都有责任对患者及其家属进行疾病相关知识的康复教育。

（一）脑卒中患者及其家庭康复教育的目的

使患者了解脑卒中复发的原因和预防措施,增加对疾病的认知,督促患者改变不健康的行为,帮助患者建立健康的生活方式,消除或减少复发的危险因素,从而降低脑卒中的复发率、减少并发症,改善患者肢体功能及负面心理,提高自我管理能力和生活质量。最终使患者的心理、生理、社会行为方面都得到康复,从而更好地回归家庭和社会。

（二）脑卒中康复教育的具体内容

1. 为什么要学习了解脑卒中相关知识?

2. 脑卒中发病原因有哪些?

3. 脑卒中发病后有哪些危险因素?

4. 脑卒中后如何进行二级预防?

5. 脑卒中发病后有哪些症状表现?

6. 脑卒中目前的治疗原则有哪些?

7. 脑卒中后可能发生哪些并发症?

8. 如何预防脑卒中后的并发症?

9. 如何处理脑卒中后的并发症?

10. 如何进行良肢位的摆放?

11. 脑卒中后为什么要坚持康复训练?

12. 在康复训练中有哪些注意事项?

13. 如何根据运动功能恢复进行个性化康复训练?

14. 如何在家庭现有的条件下进行康复训练?

15. 如何提高康复训练的主动性?

16. 如何预防脑卒中复发？

17. 为什么要坚持定时服药和定期测量血压？

18. 为什么要控制不良情绪和心理等不利因素？

19. 如何缓解精神压力，保持情绪稳定？

20. 为什么要戒烟？

21. 为什么要控制饮食避免体重超重？

22. 如何健康饮食？

23. 如何注意安全，预防跌倒？

24. 如何选择适合的训练器械及辅助用具？

25. 如何进行家居环境的改造？

（三）脑卒中康复教育的方法

1. **循环授课法** 根据脑卒中疾病的特点将相关宣教内容编写成 4~5 节课的讲义，如《脑卒中康复护理指导手册》。每周固定时间讲解一节内容，4~5 周为一个宣教周期，向患者及其家属进行集体循环性讲授。

2. **视频宣教法** 根据患者康复的不同时期对照护知识的不同需求，将不同时期脑卒中的康复知识及护理要点分段录制成教育视频，对不同时期的患者及其家庭照顾者有针对性地进行个性化教育。

3. **移动应用程序** 对于医疗资源分配不均、康复观念落后的地区，可借助移动应用程序为患者提供康复训练指导。

4. **虚拟现实技术** 基于虚拟现实技术可视化教育对患者及其家庭宣教，呈现不同病因对脑卒中发生、发展的影响，加深患者对脑卒中相关知识的了解。

5. **个别指导法** 对于一些病情较重无法参加集中

授课的患者及其家属,护士可到患者家中进行有针对性的个别指导。

6. **随机宣教法** 利用宣传板报、宣教专栏进行普及宣教。

(四)对患者及其家属康复教育的注意事项

1. 设法建立信息的联系通道,对康复教育的安排进行告知。不同医疗机构都有定期为辖区内居民进行健康教育的任务,讲课的内容和时间通常会张贴在医疗机构制定的通知栏内。同时护士还应设法与社区居委会、社区卫生服务站取得联系,将宣教课程通知患者。

2. 患者在疾病的不同时期对康复知识的需求不同,康复教育应根据患者对康复知识的需求设定不同的主题,突出不同主题康复教育的重点,使康复教育更具有针对性。

3. 编写康复教育手册时应注意使用通俗易懂的语言,配合图片说明,利于患者及其家属的理解和接受。

4. 提供书面材料,巩固康复教育的内容。在讲课前将课程内容或宣教手册印发给患者或其家属,便于他们学习和记忆。

5. 宣教形式多样化,如观看幻灯片、录像片、实际操作演示等,避免单一的讲读稿。

6. 康复教育视频宣教时,患者看不懂的地方可反复观看。观看结束后,康复师指导患者进行一对一的现场演练,及时纠正不规范的康复训练方法。

7. 基于移动应用程序康复教育,要提高患者的依从性,医务人员与患者保持交流,督促患者坚持使用移动应用程序。

8. 鼓励患者及其家属的参与和互动,提高他们学习的积极性。

9. 注意康复教育效果评价,及时了解患者及其家属对本次课程的理解和掌握情况,分析宣教效果,便于持续改进。

(冯英璞)

参 考 文 献

［1］邱涛,熊瑛,赵学彬.老年脑血管病患者心理状况与社会支持水平相关性 [J].中国健康教育,2017,33 (09): 852-854.

［2］YOO J S, CHANG S J, KIM H S. Prevalence and Predictive Factors of Depression in Community-Dwelling Older Adults in South Korea [J]. Res Theory Nurs Pract, 2016, 30 (3): 200-211.

［3］KRISTA L L, M PATRICE L, ERIC E S, et al. Canadian Stroke Best Prctice Recommendations: Mood, Cognition and Fatigue following Stroke, 6th edition update 2019 [J]. International Journal of Stroke, 2019, 0 (0) 1-21.

［4］王少石,周新雨,朱春燕.卒中后抑郁临床实践的中国专家共识 [J]. 中国卒中杂志,2016,11 (08): 685-693.

［5］CHENG H Y, CHAIR S Y, CHAU P C. The effectiveness of psychosocial interventions for stroke family caregivers and stroke survivors: A systematic review and meta-analysis [J]. Patient Education and Counseling, 2014, 95 (1): 30-44.

［6］黎华,胡秀香.家属参与健康教育对脑卒中患者康复依从性的影响 [J]. 中国医学创新,2016,13 (13): 82-85.

［7］周璇,杜敏霞,刘智慧,等.移动应用程序在脑卒中患者管理中的研究进展 [J]. 中华护理杂志,2018,53 (04): 493-497.

［8］THOMPSON-BUTEL A G, SHINER C T, MCGHEE J, et al. The Role of Personalized Virtual Reality in Education for Patients Post Stroke—A Qualitative Case Series [J]. J Stroke and Cerebrovasc Dis, 2019, 28 (2): 450-457.

第六节 脑卒中患者生活能力的重建

一、生活能力的评估

为了提高脑卒中患者的生活质量,需要对其日常生活能力进行评估。日常生活能力(activities of daily living, ADL)是指人们实现生活需要,每天必须进行的反复性的基本动作,也是人们开展衣、食、住、行等行为的基本条件,它包括基础性日常生活活动能力(basic activities of daily living, BADL)和工具性日常生活活动能力(instrumental activities of daily living, IADL)。其中脑卒中患者所需进行的生活能力的评估(ADL、语言、认知、吞咽、肢体活动)属于 BADL,主要测量基本的自理活动。在 BADL 中,有一些只涉及躯体的功能而不涉及言语、记忆、解决问题等功能的,可称为躯体性日常生活能力(physical activities of daily living, PADL);但为了在家庭和社区中独立地生活,常常要操纵卫生和炊事用具,使用一些家庭电器及常用工具等较精细的动作,故称 IADL。

1. **躯体性日常生活能力的评估** 代表有改良巴氏指数(又称 Barthel 指数)(详见第二章第四节相关内容)。

2. **语言的评估** 详见第二章第四节相关内容。

3. **认知的评估** 脑卒中后常出现认知障碍,主要包括注意力、记忆力,定向力、计划和组织能力,解决问题的能力、语言交流能力、大脑的灵活性和抽象思维、洞察力等方面,可以使用简易精神状态检查量表(mini-mental state examination,MMSE)进行评估(表3-12)。认知障碍检查的内容一般包括定向力、记忆力、计算力、语言功能、思维判断和注意力等方面。

表 3-12 简易精神状态检查量表

项目		记录	评分/分	
定向力 (10分)	1. 时间定向力 今年是哪一年? 现在是什么季节? 现在是几月份? 今天是几号? 今天是星期几?		0 0 0 0 0	1 1 1 1 1
	2. 地点定向力 你住在哪个城市? 你住在哪个县(区)? 你住在哪个乡(街道)? 咱们现在在哪个医院? 咱们现在在第几层?		0 0 0 0 0	1 1 1 1 1
记忆力(3分) (说出刚才我告诉你的三样东西,请你重复一遍并记住)	皮球 国旗 树木		0 0 0	1 1 1
注意力和计算力 (5分)	100-7= ? 93-7= ? 86-7= ? 79-7= ? 72-7= ?		0 0 0 0 0	1 1 1 1 1

续表

项目		记录	评分/分	
回忆能力(3分) (回忆刚才重复的 3样东西)	皮球 国旗 树木		0 0 0	1 1 1
语言能力(9分)	1. 命名能力 出示手表,问这个是什么东西? 出示钢笔,问这个是什么东西?		0 0	1 1
	2. 复述能力 我现在说一句话,请跟我清楚地 重复一遍(四十四只石狮子)		0	1
	3. 三步命令 用右手拿纸 用两只手将它对折起来 放在腿上		0 0 0	1 1 1
	4. 阅读能力 请你念念"闭上你的眼睛"这句 话,并按上面意思去做!		0	1
	5. 书写能力 请写一句完整的句子		0	1
	6. 结构能力 (出示图案)请照上面图案画下来		0	1
总分				

注:痴呆划分,文盲组≤17分,小学组≤20分,中学或以上组≤24分;严重程度划分,正常27~30分,轻度21~26分,中度10~20分,重度9分。

4. 吞咽的评估 见第二章第四节"脑卒中患者吞咽障碍的评估与护理"。

5. 肢体活动的评估 对肢体的评估,医师通常采用运动力指数(motricity index,MI)和躯干控制测验(trunk control test,TCT）来进行肢体活动的评估和判断。护士的判断主要有以下三个方面：一是判断患者四肢肌力情况；二是患者从床至轮椅、轮椅至床之间的转移；三是根据患者能否步行及步行的情况进行评估。

二、生活能力的重建

（一）日常生活活动内容

1. 良肢位摆放

（1）健侧卧位：头部放于枕上，躯干与床面垂直，患侧在上，身前用枕头支撑，使患侧上肢与肩屈80°~100°为宜，患侧上肢自然伸展，患侧下肢屈曲，膝关节下、足下各放一软枕，（图3-1）。该体位由于健侧在下，限制了肢体的活动，并不是一个理想的体位。

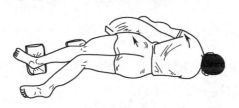

图 3-1　健侧卧位

（2）患侧卧位：头部舒适位，患侧在下，患侧上肢伸展，下肢微屈，肩关节屈曲80°~100°，躯干后旋垫枕，健侧上肢自然位，下肢呈迈步位，膝关节下、足下放一软枕（图3-2）。患侧卧位是最重要的体位，此体位对患侧是很好的感觉刺激，但要定时变换体位，以防发生压疮。

（3）仰卧位：头稍转向患侧，患侧臀部和肩胛部用枕头支撑，患侧上肢伸展，下肢屈膝（图3-3），必要时脚下置足托,30~60分/次。由于仰卧位时骶尾部和外踝等骨突部位易发生压疮,所以不提倡长时间的仰卧位。

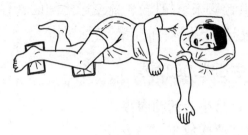

图3-2　患侧卧位

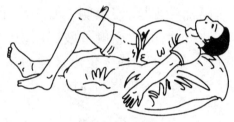

图3-3　仰卧位

(4)半卧位:患侧后背、肩部、手臂、下肢用枕头支撑,患侧下肢微屈(图3-4)。

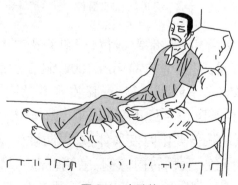

图3-4　半卧位

2. 床上翻身

（1）向健侧翻身：患者取仰卧位，双手交叉握住放在胸前，将健侧脚穿过患侧小腿后方，健侧带动患侧完成向健侧的翻身动作（图3-5）。

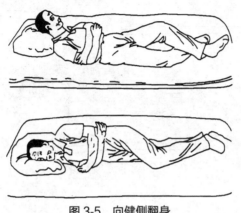

图3-5 向健侧翻身

（2）向患侧翻身：患者仰卧，双手交叉，患手拇指在健侧拇指前方；双上肢伸展并向头的上方上举，下肢屈膝；双上肢伸展，在头上方水平摆动。借助摆动的惯性，带动身体翻向患侧（图3-6）。

3. 坐起训练

（1）被动坐起：发病后早期初次坐起或长期卧床要坐起时，为避免产生直立性低血压，应采取逐渐增加角度的被动坐起的方法。可先将床头摇起15°~30°，休息3~5分钟，逐渐加大角度，每次增加10°~15°，增加坐位时间5~10分钟，经过2~3天的练习，在床上坐直达到90°。当患者可坐直90°并能保持30分钟后，即可开始练习独立坐位及转移动作等（图3-7）。

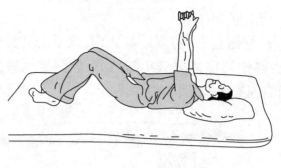

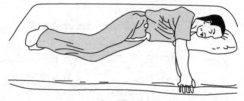

图 3-6 向患侧翻身

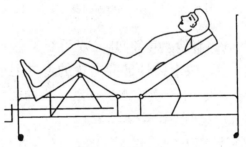

图 3-7 被动坐起

需注意患者在坐起过程中如果出现面色苍白、出冷汗、头晕等症状时,应立即恢复平卧位,然后再酌情调低坐起的角度,逐渐增加患者身体的耐受力。要注意检查练习前、后的血压和脉搏变化,逐渐增加被动坐起的角度。若没有可摇起的床时,可用木板支起床头或用被子顶住后背、膝下垫枕头的方法进行坐起练习,并按以上要求逐渐增加角度直到 90° 坐位。在上半身坐起 30° 以上后，用枕头等垫于膝下，保持屈膝 20°~30°。

（2）辅助患侧坐起训练：首先将患者移至床边，患侧靠近床边，将患膝屈曲，小腿垂在床边。令患者用健手支撑起上身至床边坐位，辅助者辅助躯干抬起（图 3-8）。

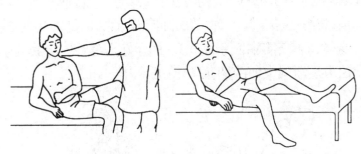

图 3-8 辅助患侧坐起训练

（3）独立健侧坐起训练：令患者将健足插到患足下，翻身至半侧卧位，用健腿将患腿移至床边，垂下小腿，再用健侧肘撑起上身，伸直上肢至床边（图 3-9）。

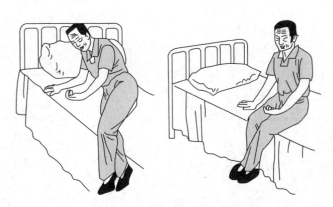

图 3-9 独立健侧坐起训练

4. 转移训练

（1）从床转移至轮椅上的训练方法

1）辅助转移训练：将轮椅放在患者的健侧床边并制动，患者坐于床边，双脚放于地面上，辅助者面对患者，用下肢固定患侧下肢，患者的健侧手绕在辅助者脖子上或搭在其肩上（图 3-10A）。辅助者扶住患者腰背部，使患者身体向前，将重心移至脚上，臀部离开床面，然后以健脚为轴，旋转身体，将臀部对准椅面坐下，整理好坐姿（图 3-10B~D）。此法可逐渐减少辅助量，尽早使患者自己完成。

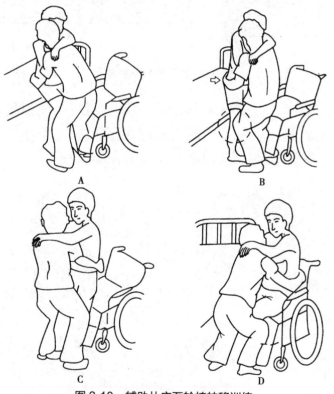

图 3-10　辅助从床至轮椅转移训练

2）独立转移训练：将轮椅放在患者的健侧床边并制动（图3-11A），患者用健手扶住轮椅扶手站起（图3-11B），再扶远处的扶手（图3-11C），半转身，坐在轮椅座席上（图3-11D）。若患者能力不足，可让患者向前移动臀部，辅助者在腰部抓住裤子或皮带，用另一只手按住患者膝关节，辅助患者站起来，患者健手扶住轮椅扶手，半转身，再扶远处扶手坐下。

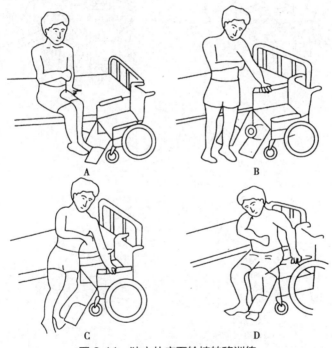

图3-11　独立从床至轮椅转移训练

（2）从轮椅转移至床上的训练方法

1）辅助转移训练：患者从健侧接近床边，轮椅与床成45°左右，刹好手刹（图3-12A）。患者身体向前移动，移开踏板,辅助者将一只脚放入患者双脚之间,用手扶住患者腰背部,让患者站起,以健脚为轴,半转动身体,坐到床沿上(图 3-12B~D)。辅助者再用单手插入患者膝下,用另一只手托住患者脖子,让患者躺下(图 3-12E)。

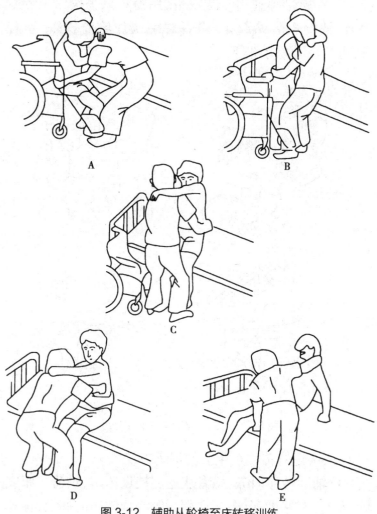

图 3-12　辅助从轮椅至床转移训练

2）独立转移训练：患者从健侧接近床边，轮椅与床成 45° 左右，刹好手刹（图 3-13A）。患者身体向前移动，移开踏板，用健手扶住轮椅扶手站起；若患者能力不足，可让患者向前移动臀部，辅助者在腰部抓住裤子或皮带，用另一只手按住患者膝关节，辅助患者站起来（图 3-13B）。用健手够向床面，半转身坐在床边（图 3-13C、D）。再用健侧脚勾起患侧脚，抬到床上，顺势改变支撑手而躺下（图 3-13E、F）。

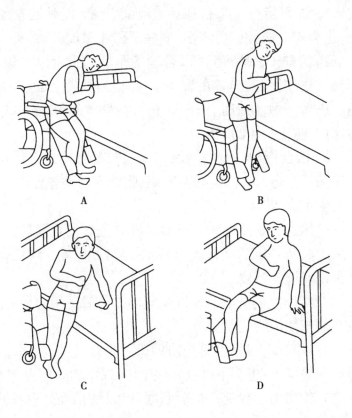

A

B

C

D

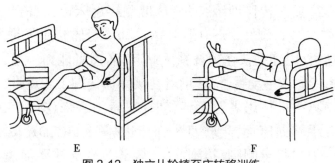

E   F

图3-13　独立从轮椅至床转移训练

5. 练习步行　步行前患者要能坐稳、能站起及站稳,注意安全防护以免跌伤,要注意防止过度劳累,穿一双舒适的鞋子,辅助者予以合理的帮助。患者取立位,用健手扶住栏杆,健脚在前,将重心移到健脚上,迈出患腿。患者练习步行时,一定要有人在患者的 15cm 内进行保护,防止其摔倒。

6. 饮食指导　全身情况稳定,意识清楚,进食体位能够保持稳定,选择适当的勺、碗、吸管等辅助进食。

(1)训练指导

1)给患者讲解在床上进食及独立进食的重要性,一旦患者具备一定的坐起能力,应尽早坐起进餐。体位是半坐位或健侧卧位。

2)给患者创造清洁、舒适、安静的就餐环境,必用品放在便于使用的位置上。

3)在轮椅上进食,首先协助患者坐好,轮椅刹闸,患手放于餐桌上,患手下可放一块毛巾,以增加摩擦力。

4)给患者提供充分的就餐时间,目的是提高患者的自理能力。

5)偏盲和半侧空间失认的患者,协助其将饭碗放于餐桌中央,反复多次提醒患者注意患侧边的饭菜,让患者吃患侧边的饭菜。

6)对于右侧偏瘫的患者,教患者锻炼使用左手进餐,可在进餐用的小餐桌上放一块防滑板,将餐具放在上面,可对进餐所用餐具进行相应的改造(如使用有碟铛的盘子,以防止食物撒到外面);盘子底部加防滑垫或者使用可固定餐具,以防止餐具滑动和脱落;使用经过改制的勺子进食,熟练后再使用筷子进餐。

7)若患者处于卧床期,应从患侧将食物送入口腔后部。有吞咽障碍的患者必须先做吞咽动作的训练后,再进行进食训练,进食时放于口中的食物不宜过多,缓慢进食,要选用浓汤类的食物,饮水时用吸管。

(2)注意事项

1)对有吞咽障碍的患者和老年患者在进食训练时要注意进食的体位和进食的内容,必要时床旁备吸引器。

2)有义齿者进食前要取下。

3)要少量、慢速进行训练。

4)根据患者咀嚼和吞咽能力观察口中有无残存食物。

5)餐具要固定在餐桌上。

6)在整个训练过程中旁边必须有人看护,不得离开。

7. 清洁指导

(1)条件:患者具有坐位平衡和转移的能力。

(2)训练指导

1)洗脸:①为患者讲解清洁卫生的重要性;②为患者讲清楚洗脸的动作要领;③用脸盆或洗手池盛水,支持患者用健手持毛巾洗脸,然后利用水龙头拧干毛巾擦脸;④使用轮椅的患者所用的洗脸池高度应在 70~80cm,其下方应有足够的空间。

2）洗手:①洗健手时,可将改造后的细毛刷(毛刷背面加两个吸盘)吸在洗手池壁上,健手在毛刷上来回刷洗;②擦健手时,可利用患侧上肢弯曲的前臂和腹部夹住干毛巾,健手在毛巾上来回擦拭。

3）刷牙:①如果患手有少许功能,可利用患手持牙刷,健手挤牙膏,然后用健手刷牙;②如果患手功能完全丧失,可用健手单独完成。可对牙刷手柄予以改造,或使用电动牙刷,或可以在墙上固定自动挤牙膏器。

（3）注意事项:训练时,要注意安全。

8. 更衣指导

（1）条件

1）患者应具备坐位和控制平衡的能力。

2）患者具备基本的活动能力,有一定的协调性和准确性。

（2）训练指导

1）宣传训练穿衣服对提高 ADL 的重要性。

2）准备适合偏瘫患者穿着的衣裤,上衣应首选开衫散口方扣或圆扣的衣服,功能较好的患者也可选用鸡心领口套头衣服;选用带松紧带的裤子。

3）教会患者正确的穿衣顺序:穿衣时,先穿患侧,后穿健侧;脱衣时,先脱健侧,后脱患侧;穿上衣时,患者坐好,用健手将衣袖穿进患侧上肢,拉至肩部,用健手将另一衣袖拉到健侧斜上方,穿进健侧上肢,整理衣服系扣。脱上衣时,患者坐好,先脱下健侧衣袖,再用健手脱下患侧衣袖(图 3-14~ 图 3-16)。

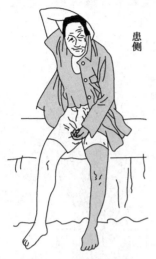

图 3-14 穿衣训练 1

穿衣时,先穿患侧

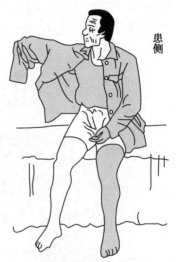

图 3-15 穿衣训练 2

穿衣时,后穿健侧

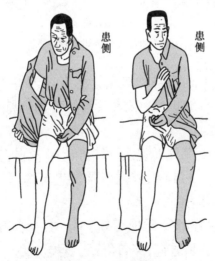

图 3-16 穿衣训练 3

脱衣时,先脱健侧后脱患侧

4）训练穿裤子时，先穿患侧至大腿处，再穿健侧至大腿处，再缓慢站起将裤子提至腰部，整理好。脱裤子时，先脱健侧，后脱患侧（图 3-17）。

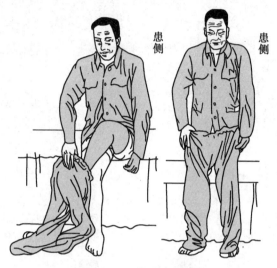

图 3-17　穿衣训练 4
穿裤子时，先穿患侧后穿健侧

5）每天可利用各种机会让患者练习穿衣服，不要浪费每次可练习的机会，偏瘫患者的各种训练就要反复多次、循序渐进。

6）护士可以先示范穿着，再让患者自己尝试训练，每日训练可以 3~4 次，并注意督促患者练习。

（3）注意事项

1）衣裤的选择：质地要软、平滑有弹性和防潮性，要宽松，大小、厚薄适宜，穿着舒适，更换方便。

2）训练时患者和护士都要有信心。

9. 穿脱袜子、鞋

(1)条件:患者应具备坐位和控制平衡的能力。

(2)训练指导

1)穿袜子时,患者坐好,将患脚放在矮凳上,用健手将袜子套在患侧脚上,用健手上提,穿好袜子,再穿健侧袜子(图3-18)。用健手穿鞋,先把脚趾套入鞋子,健侧手拉鞋帮,尽量选择高帮搭袢旅游鞋(鞋子不要太小或太紧,也不要偏大,偏瘫患者感觉不好,损伤后患者不易察觉)以防止足内翻。

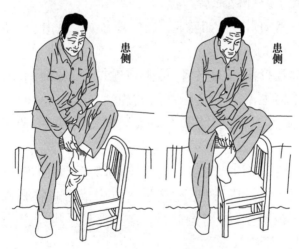

图 3-18　穿袜训练
先穿患侧后穿健侧

2)患者坐在床上或椅子上,将双下肢屈曲,用健手脱鞋袜。

3)偏瘫患者 ADL 能力的提高没有捷径,只有坚持练习,循序渐进。

（3）注意事项

1）训练时,旁边要有人保护。

2）训练时患者和护士都要有信心。

10. 入浴指导

（1）条件

1）患者应具备坐、立和控制平衡的能力。

2）浴室的环境适宜于患者并有安全措施。

（2）训练指导

1）宣教讲解沐浴的重要性,可根据患者的情况及个人习惯,选择淋浴或者盆浴。

2）备好用物,如轮椅、长柄海绵刷、毛巾、干净的衣服、浴液、洗发水。

3）选择淋浴的患者,可坐在轮椅上,轮椅制动,直接坐在轮椅上淋浴。选择盆浴的患者,出入浴缸时困难较大,需要有人辅助,墙壁上应安装固定的扶手,便于患者使用。

4）洗盆浴时,患者在浴缸外面的椅子上坐好后,先将患腿放入缸内,再把健腿放入缸内或者先将臀部移向浴缸内横板上,再将健腿放入缸内,其后再帮助患腿放入缸内。

5）水温的调节:偏瘫患者感觉差,水温保持在 38~42℃。

6）教患者使用墙壁上的扶手,以防止其摔倒;禁止穿拖鞋洗澡,穿带扣袢的凉鞋,以防止其摔倒。

7）教会患者先洗头,然后按照从上身到下身,从前身到后身的顺序,用长柄海绵刷清洗后背及瘫痪侧。或者在毛巾的一侧,固定一个用布带子制成的环,洗澡时将环套在患手腕部,患手置于后腰部,这样只需要健手上下用力,就可以轻松地清洗后背。

8)洗澡时注意安全和保暖,应有人在旁保护,以增加患者的安全感。

9)可利用健手及患侧腋窝拧干浴巾,用健手擦干全身,然后坐到轮椅上穿衣服。

(3)注意事项

1)洗澡水温一般在 38~42℃。

2)穿带扣袢的凉鞋,要有人在旁保护,以防止患者摔倒。

3)如洗盆浴,浴缸内的水不宜过满,患者洗澡时间不宜过长。

11. 器具使用的指导

(1)条件:患者有了一定的训练基础,能够完成一些康复训练,如清洁训练、穿脱衣训练。

(2)训练指导

1)宣教讲解器具使用的重要性。

2)指导患者由简单粗大动作到精细动作的训练。

3)开关水龙头训练,用健手完成;开启瓶盖等,首先固定住待开的瓶子,可用两膝固定,然后用健手利用启瓶器开启。

4)钱包的使用,可用两膝夹住打开,用健手使用钱包。

5)锁的使用、剪刀的使用均用健手完成。

6)指甲刀的使用,指甲刀的把手要长,便于握持,患手放于桌面上用健手完成,健手的指甲需要把指甲刀固定在木板上,然后改装后的指甲刀固定在桌上。

(3)注意事项:对于器具的使用,属于比较精细的动作,护士要有耐心。

12. 如厕指导

(1)条件

1)患者能保持身体的稳定。

2)厕所的地面防滑、无障碍,便座应为坐式,两旁有扶手及呼叫装置,能出入轮椅。

(2)训练指导

1)向患者宣教由床上逐步过渡到厕所大小便的重要性。

2)教会并协助患者正确的活动,由全辅助到半辅助再到完全独立。

3)患者轮椅要靠近座便,制动,旋开脚踏板,身体移向轮椅坐位前沿。

4)健侧靠近扶手站起,转身将两腿后面靠到座便前缘,站稳后解开裤子。

5)将裤子脱到臀部以下(但不要过膝),再坐到便座上。便后清洁时臀部与手呈相反方向移动,有利于擦拭。

6)用健手拉住裤子后站起整理,再按相反动作坐到轮椅上返回。

7)要给予患者充足的时间,不要由于患者速度慢,而表现出责怪和厌烦的态度。

8)卫生纸应固定在患者健手能够到的位置,用健手使用卫生纸。

9)便器冲水的开关应选择不需要很大力量的型号,并安装在患者健手能够到的位置。

（3）注意事项

1）厕所内各种扶手必须牢固稳定。

2）需要有人在旁边保护。

3）厕所地面要保持干燥。

（二）辅助工具的使用

1．手动轮椅

（1）手动轮椅的使用原则：①要根据患者的体重选择合适的轮椅，使用轮椅时要注意佩戴安全带，保持良肢位，患侧手下垫一软枕，以防止肩关节半脱位；②有颈痛或颈僵硬的患者，如果在轮椅后倒或下石阶时不能检查后方环境时，可加装倒后镜；③定期检查轮椅的紧固零件，如有松动及时拧紧。

（2）上下斜坡：①上斜坡时，如果不能独立进行，可由他人帮助；②下斜坡时要注意用脚制动和用手控制方向，尤其要注意安全。

（3）过马路：①留心路面交通变化，除非安全得到保障，切勿横过马路；②遵守交通灯指示；③以最短的时间横过马路，以免阻碍交通；④在人多的地方穿梭或在凹凸的地面行走时，应减慢速度。

（4）出入电梯：①需要进入轮椅的电梯要有足够空间；②轮椅使用者与其他人共用电梯时，要互相礼让；③应以安全的速度缓慢进出电梯。

（5）收折轮椅：①移走坐垫或背垫；②翻起脚踏板；③在座垫中央向上拉；④将两边支架向中央推。

（6）张开轮椅：①把手掌放在座位两旁边缘上，指尖向内，以防夹到手指；②伸直双肘压下；③放平脚踏板；

④放回坐垫或背垫。

2. 足跟保护器　身体各个部位中,足跟特别容易发生压力性损伤,这是因为:①足跟面积小;②当患者不能够提腿舒缓压力时,足跟会持续地受压;③足跟骨骼负重时,缺乏肌肉和软组织作为衬垫;④足跟擦向床垫的表面,形成剪切力和摩擦力,令皮肤有破损的危险。

当患者坐轮椅时,足跟会碰到脚踏板,令足跟、踝部或足底破皮。足踝或足底的皮肤破损或有伤口,往往很难愈合。糖尿病患者的情况会特别严重,原因是对足部的感觉减退。除了小心护理伤口和注意营养外,也要用均压或减压装置,令伤口快速复原。

3. 利用手杖步行

(1)选择手杖:应从维持步行的稳定性和安全角度考虑。手杖长度应与患者股骨到地面的高度相同,不可过高,也不可过低;并且在肘关节屈曲 20° 时用健侧手持手杖,手杖脚应位于距离足尖前外方 15cm 左右。持杖步行多采用"三点步行法",即首先健手持手杖点出,患脚迈出,再把健脚迈出。也可以采用"两点步行法",即手杖与患脚一起迈出,再迈健脚。使用手杖步行时,要特别注意安全,应有人在患者 15cm 以内进行保护。如果患者持普通手杖步行时仍觉得不稳定,可以选用四脚手杖。

(2)利用手杖上、下楼梯:上楼梯时,健手持杖,重心向患脚转移,手杖和健脚先放在上一级台阶上,伸直健腿,然后患脚上台阶,注意患侧骨盆不要上抬(图 3-19)。下楼梯时,健手持杖,重心向健脚转移,手杖和患脚先放在下一级台阶上;重心向患脚转移,健脚迈下台阶。患脚迈下时注意防止患腿内收（图 3-20）。

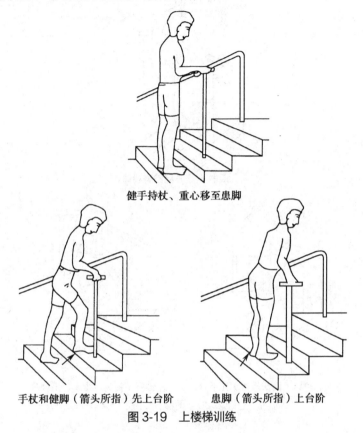

健手持杖、重心移至患脚

手杖和健脚（箭头所指）先上台阶　　　患脚（箭头所指）上台阶

图 3-19　上楼梯训练

4. **矫形器**　矫形器是用于改变神经 - 肌肉和骨骼系统功能特性或结构的体外使用装置。但应用矫形器需根据其肢体情况和不同阶段的运动康复训练目标及时调整矫形器，避免影响患者肢体的正常恢复。

矫形器的基本作用如下。

（1）稳定和支持：通过限制关节异常活动，稳定关节，恢复其承重或运动功能。

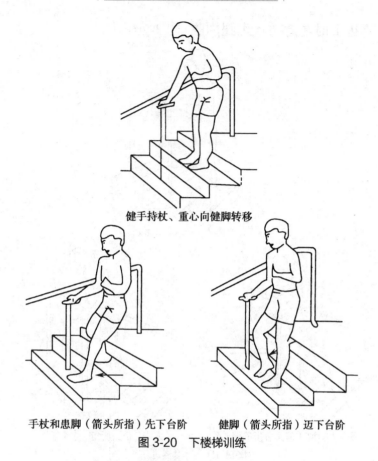

健手持杖、重心向健脚转移

手杖和患脚（箭头所指）先下台阶　　健脚（箭头所指）迈下台阶

图 3-20　下楼梯训练

（2）固定和保护：通过对病变肢体或关节的固定和保护以促进病变部位的痊愈。

（3）预防、矫正畸形：多用于肌力不平衡、静力性作用而引起的骨、关节畸形。

（4）减轻轴向承重：减轻肢体或躯干的长轴承重。

（5）改进功能：改进残疾人步行、饮食、穿衣等各种日常独立生活和工作能力。

(三) 家居改造

1. 指导家属对患者原有居住环境和空间的调整和改造,目的是增加 ADL 独立能力,有利于家庭训练,保障患者独立活动的安全。

2. **家居环境的调整** 在患者出院前要指导家属对患者原有居住环境及房屋进行评估,如:居所周围有无障碍设施、平房有无坡道及楼房有无电梯等。进行改造时应充分考虑以下方面:手推轮椅连同肘关节活动在内需要 96cm 的高度;整个轮椅做 360° 的转动需要 160cm 的直径;在坐位静止时轮椅的长×宽应有 110cm×80cm 的面积;轮椅扶手离地面约为 76cm,座位离地面约为 48.5cm。出入口应为斜坡形,倾斜的角度为 5° 左右,或每长 30cm 升高 2.5cm。宽度应为 1.00~1.14m。坡表面要用防滑材料,门内外应有 1.5m×1.5m 的平台部分,然后接斜坡。平台的作用是让患者进出门后能转身关门或锁门。门的净宽不小于 80cm,门的拉手应采用推拉式或杠杆式。

3. **重新安排居所内生活空间** 如存在上肢活动受限时,应注意将各种日常生活用物放在其可取及范围的台子上;存在视野缺陷(如偏盲)时,应将床和家具移到患者一进门时用健侧视野能看到的地方。

4. **厨房的改造** 厨房操作台板的高度应适合轮椅的出入,高度一般不应大于 0.79m,从地面到膝部的间隙为 0.70~0.76m,台板深度至少应有 0.60m。切菜板应固定在台面上,易滑动的被切物可用钉子固定于切菜板上,需要削皮的菜,也可固定于切菜板上。

5. **卫生间改造** 卫生间要宽敞。便池采用坐式马桶,高 40~45cm,两侧安置扶手,两侧扶手相距 80cm。洗脸池高度应在 70~80cm,其下方应有足够的空间。墙壁上应装有纵横两种不同方向的把手。地面等处应装有防滑设施。卫生间需安装电话,电话机和拨号盘中心离地面应为 90~100cm。

6. **设计家居空间** 注意室内安全,尽量去除外围环境的台阶;去除门口的门槛;室内地面选用防滑及不易松动的材料,避免使用小块地毯、地垫和其他可能影响行走的障碍物,家里的物品进行重新调整,以便腾出更多空间方便患者日常生活活动,尤其是通往浴室、厕所的路径应减少家具放置。

7. 家庭训练通常不要设备器材,多是依据家居情况因地制宜就地取材或改造制作一些简单的用具,陪护人或家属实施一些简单的易学易做的动作。

8. 通过对居所的改造和重新安排,可以更好地解决由于功能障碍及活动受限而使患者不能完成动作的问题,增加患者的自我独立能力。

(四)认知功能护理指导

患者脑卒中后会累及多个认知区域,其中包括记忆力、空间结构、推理能力、注意力、定向力等方面。脑卒中后的认知障碍可表现为短期记忆障碍,表现为近期发生的事情刚刚还记得,短时间就忘了,而对以往的事记忆犹新,影响患者的生活、学习等,也给家庭、社会带来负担。患者回到病房后,可以给患者看几件物品或图片让其记忆,然后让患者回忆刚刚看过的物品。准备简单的可以拼凑的图片,如人物肖像、动物模型等,打乱后让患者拼凑。可以根据患者的情况调整物品的数量、识记的时间及记忆保持的时间。也可以将随意混乱的故事图片摆放在桌面上,让患者将它们摆成应有的次序,然后描述这个故事。

脑卒中后认知障碍也可表现为回忆已识记信息的能力丧失,表现为不能回忆过去的经历或已经识记的知识,包括不能回忆起来几小时以前、几天以前、几年以前甚至幼年时期发生的事件。指导患者在病房训练回忆最近探望的亲戚朋友的姓名、前几天看过的电视内容、家中发生的事情、午餐进食的种类及饭菜,也可通过背诵简短的诗歌等进行训练。

利用电话号码进行回忆,逐渐减少提供的线索,数字逐渐减少,为递减式,减到患者不用线索也能记起电话号码。在患者面前放置3~5件日常生活中熟悉的物品,让患者分辨一遍,并记住它们的名称,然后撤除所有物品,让患者回忆刚才面前的物品,反复数次,完全记住后,逐渐增加物品的数目和内容的难度。

有的患者丧失了用筷子吃饭的能力,可以用勺子代替。训练患者保持用勺子吃饭的能力,训练过程要从易到难,分步进行。先是训练患者用特制的大饭勺捞起大块的东西,训练完成后,再用普通的饭勺捞大小适中的东西。训练熟练以后,再练习盛米饭,最后练习盛汤喝。

模拟外出购物:虚拟一个外出购物场景,让患者参与购物活动,进行问路、采购、计算、交钱和回家等问题处理的训练。

环境改造也是代偿损失功能的一种方式,对于改善记忆障碍是有好处的。例如,在患者房间内放置醒目的日历和时钟,在房间门口放置醒目的标志。

(五) 语言恢复护理指导

语言恢复护理指导详见第二章第四节相关内容。

(六) 吞咽恢复护理指导

吞咽恢复护理指导详见第二章第四节相关内容。

(冯英璞)

参 考 文 献

［1］燕铁斌,尹安春.康复护理学 [M].北京:人民卫生出版社,2017: 167-235.

［2］中国卒中学会,卒中后认知障碍管理专家委员会.卒中后认知障碍管理专家共识 [J].中国卒中杂志,2017, 12 (6): 118-130.

［3］中华医学会神经病学分会,中华医学会神经病学分会神经康复学组,中华医学会神经病学分会脑血管病学组.中国脑卒中早期康复治疗指南 [J].中华神经科杂志,2017, 50 (6): 405-412.

［4］李小寒,尚少梅.基础护理学 [M]. 6 版.北京:人民卫生出版社,2017: 153-180

［5］李高峰,朱图陵.老年人辅助器具应用 [M].北京:北京大学出版社,2013: 101-108.

［6］励建安,张通.脑卒中康复治疗 [M].北京:人民卫生出版社,2016: 453-485.

［7］窦祖林.作业疗法学 [M].北京:人民卫生出版社,2016: 239-244.

［8］李洪艳,胡智艳,巩尊科,等.认知训练在脑卒中认知障碍偏瘫患者运动功能恢复中的应用 [J].护理研究,2017, 31 (2): 232-234.

［9］顾燕凤,丁美华.脑卒中失语康复研究进展 [J] 护理研究,2016, 30 (12B): 4367-4369.

［10］唐起岚,徐艳华,王爱霞,等.脑卒中吞咽障碍患者的摄食管理临床研究 [J].护理学杂志,2019, 34 (4): 14-17.

［11］中国吞咽障碍康复评估与治疗专家共识组.中国吞咽障碍评估与治疗专家共识 (2017 年版) 第二部分治疗与康复管理篇 [J].中华物理医学与康复杂志,2018, 40 (1): 1-10.